Naturwissenschaftliche Elementarbücher.

1. **Chemie** von H. E. Roscoe, Mitglied der königlichen Gesellschaft in London. Deutsche Ausgabe, besorgt von F. Rose. Prof. der Chemie an der Universität Straßburg. Mit 36 Abbild. und einem Anhang von Fragen u. Aufgaben. 7. Auflage. Gebunden . . . . 80 Pfg.
2. **Physik** von Balfour Stewart, Professor der Physik in Manchester. Deutsche Ausgabe, besorgt von E. Warburg, Professor der Physik an der Universität Berlin. Mit 48 Abbildungen und einem Anhang von Fragen und Aufgaben. 5. verbesserte Auflage. Gebunden . . . . . . 80 Pfg.
3. **Astronomie** von Norman Lockyer, Mitglied der königlichen Gesellschaft in London. Deutsche Ausgabe, besorgt von A. Winnecke. Durchgesehen von E. Becker, Professor und Direktor der Kais. Univ.-Sternwarte zu Straßburg. Mit 47 Abbildungen. 6. unveränderte Auflage. Geb. 80 Pfg.
4. **Physikalische Geographie** von A. Geikie, Prof. der Geologie an der Universität Edinburgh. Deutsche Ausgabe, besorgt von Oskar Schmidt, weiland Prof. an der Universität Straßburg. Nach der neuesten englischen Ausgabe bearbeitet von Georg Gerland, Prof. d. Geographie an der Universität Straßburg. 5. Auflage. Mit 21 Abbild. und einem Anhang von Fragen und Aufgaben. Gebunden . . . . 80 Pfg.
5. **Geologie** von A. Geikie. Deutsche Ausgabe, besorgt von Oskar Schmidt. Mit 47 Abbildungen und einem Anhang von Fragen und Aufgaben. 5. verbesserte Auflage. Geb. 80 Pfg.

6. 7. **Tierkunde** von A. Goette, Prof. d. Zoologie an der Universität Straßburg. Mit 65 Abbild. 2. umgearbeitete Auflage von O. Schmidts Tierkunde. Gebunden M. 1.60.

8. **Botanik** von A. de Bary, weiland Prof. an der Universität Straßburg. Neu herausgegeben von H. Graf zu Solms-Laubach, Prof. an der Universität Straßburg. Mit 43 Abbild. 5. unveränderte Auflage. Gebunden . . . . 80 Pfg.
9. **Mineralogie** von Karl F. Peters, Prof. der Mineralogie und Geologie an der Universität Graz. Mit 46 Abbild. Durchgesehen von H. Bücking, Prof. der Mineralogie an der Universität Straßburg. 4. unveränderte Auflage. Geb. 80 Pfg.
10. **Physiologie** von M. Foster, Professor an der Universität Cambridge. Deutsche Ausgabe von J. Rich. Ewald, Professor an der Universität Straßburg. Mit 19 Abbildungen. 3. neu durchgesehene Auflage. Gebunden . 80 Pfg.
11. **Allgemeine Einführung in die Naturwissenschaften** von T. H. Huxley. Deutsche Ausgabe von Oskar Schmidt. Durchgesehen von Paul Hensel, a.-o. Prof. an der Univ. Heidelberg. 4. Auflage. Gebunden . . . . . . 80 Pfg.

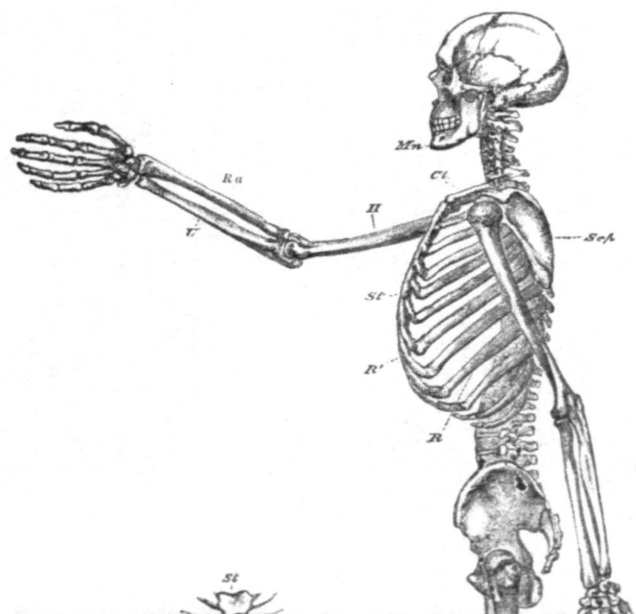

Mn
Ct
Ra
H
U
Scp
St
R'
R
St

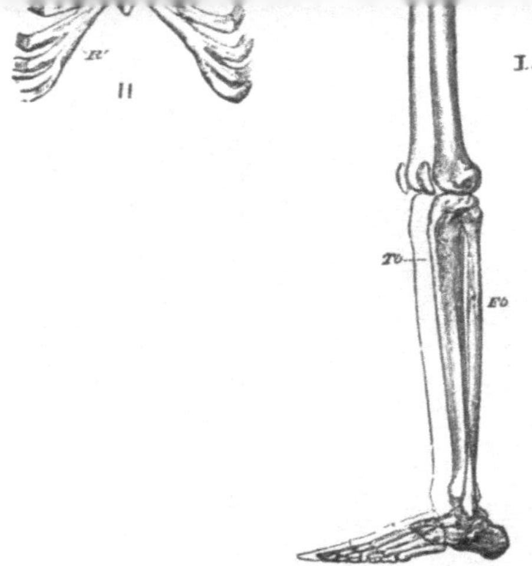

Titelbild. — I. Menschliches Knochengerüst von der Seite.

Mn. Unterkiefer; *St.* Brustbein; *R.* Rippen; *R'.* Rippenknorpel; *Scp.* Schulterblatt; *Cl.* Schlüsselbein; *H.* Oberarm; *Ra.* Speiche; *U.* Elle; *F.* Oberschenkel; *Tb.* Schienbein; *Fb.* Wadenbein.

II.

Brustbein *St.*, Rippen *R.* und Rippenknorpel *R'.* von vorn.

Naturwissenschaftliche Elementarbücher.

Physiologie

von

M. Foster,
Professor an der Universität Cambridge.

Deutsche Ausgabe

von

J. Rich. Ewald,
Professor an der Universität Straßburg.

Mit Abbildungen.

Dritte neu durchgesehene Auflage.

Straßburg.
Verlag von Karl J. Trübner.
1898.

Druck von M. DuMont-Schauberg, Straßburg.

Vorwort.

Dieses Elementarbuch versucht in einfachster Weise einige der wichtigsten und allgemeinsten Thatsachen und Erscheinungen der Lehre von den Lebensvorgängen oder der Physiologie darzustellen. Meine Beschreibungen und Erklärungen setzen voraus, daß der Leser sich nicht scheut, sich mit einem toten Kaninchen und einem Schafherzen zu befassen und dieselben zu untersuchen. Denn es befestigt sich in mir immer mehr die Überzeugung, daß die wirkliche Beobachtung des Baues des Tierkörpers für das volle Verständnis selbst der Anfangsgründe der Physiologie ebenso nötig ist als wirkliche Versuche für die Chemie. Zugleich aber habe ich auch für solche verständlich zu schreiben versucht, welche es für weniger anstrengend halten, Beschreibungen zu lesen, als die Dinge selbst zu beobachten.

Es schien mir zweckmäßiger zu sein, sich in dem für die erste Einführung bestimmten Werke — selbst mit Wiederholungen — auf einige Grundwahrheiten zu beschränken, als einen Überblick über das gesamte weite Feld der Physiologie erreichen zu wollen. Ich habe deshalb die Lehre von den Sinnen und den Verrichtungen des Nervensystems beiseite gelassen und nur am Schlusse darauf hingedeutet.

M. Foster.

Vorwort des deutschen Herausgebers.

Es ist bedauerlich, wie wenig in Deutschland auch nur die einfachsten physiologischen Kenntnisse allgemein verbreitet sind. Viele sprechen täglich darüber, was zur Entwickelung und zur Erhaltung unseres Körpers nötig sei, was man für seine Gesundheit thun oder lassen müsse, über das Wesen der Krankheiten, über Hygiene und dergl. mehr, obgleich ihnen die allereinfachsten Thatsachen in Bezug auf die Einrichtungen und Verrichtungen unseres Körpers völlig unbekannt sind. Als ich aufgefordert wurde, das vorliegende kleine Buch neu herauszugeben, glaubte ich im Interesse der Sache dies nicht ablehnen zu sollen. Ich habe viele Einzelheiten der früheren deutschen Übersetzung verändert. Oft war ich auch in Versuchung, wesentliche Umänderungen des englischen Textes und zwar meist aus rein didaktischen Gründen vorzunehmen, aber es schien mir nicht ratsam, von der Darstellung, welche von einem so bedeutenden und berühmten Physiologen wie M. Foster herrührt und welche sich in England durch 16 Auflagen bewährt hat, in größerem Umfange abzuweichen.

J. Rich. Ewald.

Inhalt.

I. Einleitung.

II. Die Bestandteile unseres Körpers.

III. Was geht vor, wenn wir uns bewegen?

Seite

IV. Die Beschaffenheit des Blutes.

V. Auf welche Weise bewegt sich das Blut.

VI. Wie das Blut durch die Luft verändert wird: Atmen.

Seite

VII. Wie das Blut durch die Nahrung verändert wird: Verdauung.

VIII. Wie sich das Blut der nicht mehr brauchbaren Stoffe entledigt.

IX. Nochmalige Zusammenfassung des Ganzen.

X. Wie wir fühlen und wollen.

Physiologie.

I. Einleitung.

1. Geht man an einem Wintertage, wenn der Boden steinhart, das Wasser in den Gossen gefroren und alles kalt und ruhig ist, eiligen Schrittes die Straßen entlang oder läuft Schlittschuh, so kann man sich mit Recht verwundert die Frage vorlegen: „Warum bin ich so warm, da alle Dinge um mich her, der Boden, die Bäume, das Wasser und die Luft so kalt sind? Wie kommt es, daß ich mich bewege, laufe, gehe, springe, wenn alles andere, was ich erblicke, regungslos ist, ausgenommen vielleicht ein verirrter Vogel, der vergebens nach Nahrung sucht?"

Diese beiden Fragen ka nn niemand vollkommen lösen, aber wenigstens teilweise vermögen wir sie zu beantworten, und die Wissenschaft, die uns hierzu verhilft, nennen wir Physiologie d. h. die Lehre von den Vorgängen im lebenden Körper.

2. Wir können uns willkürlich bewegen. Wir brauchen nicht, gleich den Zweigen und Blättern, zu warten, bis der Wind uns anweht, oder gleich den Steinen, bis jemand uns bewegt. Auch der Vogel kann sich willkürlich bewegen, ebenso der Hund und jedes Tier, so lange es lebt. Läßt man einen Stein an einem bestimmten

Platz liegen, so erwartet man, lange Zeit nachher dorthin zurückkehrend, den Stein wieder zu finden; ist dies nicht der Fall, so sagt man, jemand oder etwas hat ihn fortbewegt. Aber setzt man einen Sperling oder eine Maus auf einen Grasplatz, so weiß man, daß, sowie man den Rücken wendet, sie fort sind.

Alle Tiere bewegen sich willkürlich, aber nur so lange sie leben. Finden wir den Körper einer Schlange am Wege, so ist das erste, was wir thun, ihn mit einem Stock zu berühren. Wenn die Schlange sich nur so weit bewegt, als wir sie mit dem Stock stoßen, so heißt es, die Schlange ist tot. Bewegt sie sich aber von selbst, wenn wir sie berühren, schlängelt sie umher, und gleitet vielleicht zuletzt hinweg, so wissen wir, daß sie lebt. Jedes lebende Geschöpf, welcher Art es sein möge, von dem Menschen herab bis zu dem winzigsten Tier, das in einem kleinen Teich umherschwimmt und das nur mit dem Mikroskop gesehen werden kann, bewegt sich willkürlich. Sich selbst überlassen, bewegt es sich und ruht abwechselnd; durch irgend etwas aufgestört, geht, läuft, fliegt, kriecht oder schwimmt es weg.

Ähnliches kommt manchmal auch mit leblosen Dingen vor. Ein Stein, vorsichtig auf den äußersten Rand einer hohen Mauer gelegt, wird durch einen leichten Stoß herabfallen. Aber wenn er den Boden erreicht hat, bleibt er liegen, und wenn wir den Vorgang wiederholen wollen, so müssen wir den Stein wieder auf die Mauer legen. Bekannt ist das Spielzeug, eine Maus, die, wenn sie an einer bestimmten Stelle berührt wird, wegläuft, dem Anschein nach von selbst, als ob sie lebte. Aber bald hält sie an, und wenn sie stehen geblieben ist, so kann man sie wieder und wieder berühren, ohne sie zum Weiterlaufen zu bringen. Sie geht nicht eher weiter, bis sie wieder aufgezogen worden ist. Und jedes Mal, wenn sie wieder laufen soll, muß sie von neuem aufgezogen werden. Lebende Tiere bewegen sich fort und fort und brauchen doch nicht aufgezogen zu werden; denn sie ziehen sich gewissermaßen immer selbst auf. Wir werden im Verlauf des Studiums der Physiologie unsern Körper und den aller Tiere als feine Maschinen mit allen Arten von Triebfedern, die immer ablaufen, aber sich immer wieder von selbst aufziehen, betrachten lernen.

3. Wir sind warm, selbst am kältesten Wintertag, wenn wir tüchtig laufen; sehr warm, wenn wir gut in Kleider eingehüllt sind, die, wie man sagt, die Kälte abhalten, aber in Wirklichkeit die Wärme zusammenhalten. Das Bett mag kalt sein, wenn wir des Abends uns hineinlegen, aber es ist warm, wenn wir es am Morgen verlassen. Der Körper des Menschen gleicht einem Feuer, sich selbst und alles um sich her erwärmend.

Auch der Vogel ist warm, ebenso der Hund und das Pferd und alle Säugetiere. Einige Tiere indessen, wie z. B. Reptilien, Frösche, Fische, Schnecken, Insekten u. dgl., sind anscheinend kalt, wenn man sie berührt. Aber in Wahrheit sind sie doch etwas warm und werden manchmal sehr warm. Wenn man ein Thermometer in einen Bienenschwarm hält, so findet man, daß dieser in der That sehr warm ist. Alle Tiere sind mehr oder weniger warm, so lange sie leben; einige, wie die Vögel und vierfüßigen Tiere, sind besonders warm. Aber nur so lange sie leben; nach dem Tode werden sie schnell kalt. Wenn wir einen Vogel finden, der ganz ruhig im Grase liegt und sich beim Berühren nicht regt, so befühlen wir ihn, um uns zu versichern, ob er tot ist. Fühlt er sich ganz kalt an, so sagt man, daß er schon einige Zeit tot ist; ist er noch warm, so heißt es, er ist soeben gestorben — vielleicht ist er nicht einmal tot und kann wieder aufleben.

4. Wir sind warm und bewegen uns von selbst. Wir sind imstande, uns zu bewegen, weil wir warm sind; wir sind warm, damit wir uns bewegen können. Wie erklärt sich dies? Stellen wir uns zunächst einen Gegenstand vor, der kein Tier, aber warm ist und sich bewegt, der sich nur bewegt, wenn er warm ist, und der warm ist, um sich zu bewegen. Z. B. eine Lokomotive. Was setzt die Maschine in Bewegung? Die brennenden Kohlen, deren Hitze das Wasser in Dampf verwandelt; infolgedessen arbeitet der Kolben, während zu gleicher Zeit die ganze Maschine warm wird. In demselben Verhältnis wie die Maschine arbeiten soll, müssen Kohlen verbrannt werden; um sie in Thätigkeit zu erhalten, werden fortwährend neue Kohlen aufgeschüttet; und die ganze Zeit, während der sie arbeitet, ist sie warm. Ist der Kohlenvorrat verbrannt, so bleibt sie stehen und wird kalt, gleich einem toten Tier.

In gleicher Weise bewegt sich auch unser Körper und ist warm, wie die Dampfmaschine, weil ein stetes Feuer in unserm Körper brennt. Dieses Feuer, gleich dem Ofen der Maschine, braucht von Zeit zu Zeit neuen Brennstoff, nur mit dem Unterschied, daß unser Brennstoff nicht Kohle, sondern Speise ist. In drei Punkten unterscheidet sich unser Körper von der Dampfmaschine. Erstens wird unser Feuer nicht benutzt, um Wasser in Dampf zu verwandeln, sondern in ganz andrer Weise, wie wir später sehen werden. Zweitens ist unser Feuer ein Verbrennen nicht von trockenen Kohlen, sondern von feuchter Nahrung, ein Verbrennen, welches, obgleich es eine Oxydation (Elementarbuch der Chemie, 6. Aufl. Abschn. I—III) ist, mitten in der Flüssigkeit stattfindet und vor sich geht ohne Leichtentwicklung. Drittens verbrennt die Nahrung, die wir zu uns nehmen, nicht in einem abgesonderten Teile unsres Körpers, in einem Ofen, der für diesen Zweck besonders bestimmt ist, gleich dem der Maschine. Die Nahrung wird zu Teilchen unsres Körpers, und unser ganzer Körper ist es, der Teilchen für Teilchen verbrennt.

Die Nahrung also, die verbrennt oder oxydiert in unserm Körper, oder als Teil unsres Körpers, setzt ihn in den Stand, sich zu bewegen und wärmt ihn. Versucht man ohne Nahrung zu leben, so wird man frostig und kalt, elend, matt und zu schwach, um sich zu bewegen. Nimmt man aber das richtige Maß passender Nahrung zu sich, so ist die Maschine, unser Körper, in den Stand gesetzt, die schwerste Arbeit zu thun; und wenn der Körper in richtiger Arbeit ist, so sind wir am kältesten Wintertag warm, ohne künstliche Feuerung nötig zu haben.

5. Aber, wenn dem so ist, so **brauchen wir Sauerstoff**, um unsre Nahrung zu oxydieren. Das Feuer der Maschine geht aus, wenn es nicht sowohl mit Luft als mit Brennstoff genährt wird. Dasselbe geschieht mit unserm Feuer. Wären wir in einen luftdichten Raum gesperrt, so würde von dem Augenblick an, wo wir den Raum betreten, der Sauerstoff mehr und mehr schwinden, da er von uns verbraucht wird; die Oxydation unsres Körpers würde nach einiger Zeit nachlassen, und wir würden sterben aus Mangel an Sauerstoff. (Siehe Elementarbuch der Chemie, 6. Aufl. S. 16.)

Während des ganzen Lebens hat man das Bedürfnis nach frischem Sauerstoff, man muß immer frische Luft einatmen, um im Körper die Oxydation, die ihm Kraft und Wärme verleiht, zu unterhalten.

6. Ein brennendes Licht (Elementarbuch der Chemie, 6. Aufl. S. 6) verwandelt sich in Kohlensäure und Wasser. Von brennendem Holze oder brennender Kohle erhalten wir Asche. Würden wir unsre tägliche Nahrung trocknen, so würde sie sich beim Verbrennen auch in Asche, Kohlensäure und Wasser verwandeln (mit noch einigen andern Bestandteilen, die wir später besprechen).

Unser Körper strömt immer Kohlensäure aus (Elementarbuch der Chemie, Versuch 7); auch gibt er immer Wasser von sich durch die Lungen, wie an einem Glase ersichtlich, das man anhaucht, ferner durch die Haut und durch die Nieren; wir werden sehen, daß er sogar mehr Wasser von sich gibt, als wir in der Nahrung oder in Getränken zu uns nehmen. Unser Körper scheidet auch täglich durch die Nieren und Eingeweide Stoffe aus, die nicht gerade Asche, aber ihr sehr ähnlich sind. Wir oxydieren unsre Nahrung nicht ganz, aber beinahe in Asche; wir verbrennen sie in Substanzen, die im Körper nicht mehr zur Oxydation nützlich sind, und die aus dem Körper ausgeschieden werden als wertlose Stoffe.

Dies ist der ganze Vorgang. Mit Hilfe des Sauerstoffes der Luft, den wir beim Einatmen zu uns nehmen, wird die Nahrung in unserm Körper verbrannt. Wir werden vom Wasser, der Kohlensäure und anderen wertlosen Stoffen, die nach der Oxydation zurückbleiben, befreit, und durch die Oxydation bekommt der Körper die Hitze, die uns warm erhält und die Kraft, die ihn in den Stand setzt, sich zu bewegen.

Wir brauchen also unser Leben lang Sauerstoff und Nahrung. Den Sauerstoff nehmen wir bei jedem Atemzug in uns auf, die Nahrung bei jeder Mahlzeit. Wie der Körper von den wertlosen Stoffen befreit wird, werden wir später sehen.

Würde man, wie einst ein Philosoph that, in einer Wage leben, so fände man, daß die Wagschale, welche uns beherbergt, bei jeder Mahlzeit sinken, und dazwischen, wenn man leichter und hungrig wird, langsam wieder steigen würde. Nehmen wir mehr Nahrung zu uns, als in unserm Körper verbrannt werden kann, so bleibt sie als ein Teil unseres Fleisches im Körper, der von Tag zu Tag schwerer und dicker wird; nehmen wir weniger zu uns, so wird der Körper magerer und leichter werden; doch nehmen wir so viel und nicht mehr, als wir brauchen, so behalten wir genau dasselbe Gewicht, in demselben Wechsel, wie die Wagschale steigt und sinkt zwischen und während den Mahlzeiten.

Was wir in diesem Elementarbuch zu lernen haben, ist: Wie die Nahrung sich in kleinste Teilchen unsres Körpers verwandelt; wie sie verbrennt oder oxydiert; wie die Oxydation uns Kraft zur Bewegung gibt; wie es kommt, daß wir imstande sind, uns zu bewegen, wann wir wollen wie wir wollen und so viel wir wollen.

Zu diesem Zwecke müssen wir vor allen Dingen etwas über den Bau unseres Körpers lernen; aus welchen Teilen er besteht und wie die Teile zusammengefügt sind.

II. Die Bestandteile unseres Körpers.

7. Wenn man einen Schneemann machen will, so nimmt man einen großen Ballen Schnee, um den Körper oder Rumpf zu formen. Diesen stellt man auf zwei dünnere Schneesäulen, die als Beine dienen. Nahe dem oberen Ende des Rumpfes fügt man an beiden Seiten weitere dünne Rollen an — diese nennen wir die beiden Arme: und zuletzt, auf die oberste Spitze des Rumpfes, setzt man einen runden Ballen als Kopf. Kopf, Rumpf und Glieder,

d. h. Beine und Arme — diese zusammen machen einen vollkommenen Körper aus.

Im Schneemann sind sich diese Teile ganz gleich, nur in der Größe und Form unterscheiden sich die Schneeballen voneinander; aber in unserm Körper sind Kopf, Rumpf und Glieder ganz verschieden, wie wir leicht sehen würden, zerlegten wir sie in Stücke. Wir können nun zwar nicht unsern eigenen Körper in Teile zerlegen, wohl aber z. B. den eines toten Kaninchens. Wir wollen also mit einem Gliede, mit einem Beine beginnen.

Zuerst sehen wir die Haut mit Haaren an der Außenseite. Schneiden wir diese sorgfältig mit einem Messer oder einer Schere auf und streifen sie ab, so finden wir, daß sie innen glatt und glänzend ist. Unter der Haut befindet sich das Fleisch, etwas bleicher und nicht so rot als das eines Rindes oder Hammels, aber doch demselben ähnlich. Das Fleisch wird von etwas Fett bedeckt sein. An dem Beine eines Schafes, wie es beim Fleischer hängt, ist eine Menge Fett, an dem des Kaninchens ist sehr wenig.

Dieses rötliche Fleisch nennt man Muskel. Reißen wir es ein wenig auseinander, so werden wir finden, daß es sich leicht in Bündel teilen läßt, oder in Streifen, die längs dem Bein hinlaufen; jeder Streifen ist an beiden Enden fest angeheftet, doch dazwischen locker. Jeder Streifen ist ein Muskel. Man bemerkt, daß diese Muskeln manchmal an einem Ende, manchmal an beiden, verbunden sind mit weißen oder bläulich weißen, glänzenden Strängen oder Bändern, die augenscheinlich aus anderem Stoffe, als der Muskel selbst gemacht sind. Sie sind nicht weich und fleischig wie der Muskel, sondern fest und steif. Dies sind Sehnen. Zuweilen sind sie breit und kurz, zuweilen dünn und lang.

Zerren wir nun diese Muskeln auseinander, so bemerken wir kleine, weiße, zarte Fäden, die zwischen denselben am Bein entlang laufen und sich so fein verzweigen, daß man die Enden nicht sehen kann. Dies sind die Nerven. Zwischen den Muskeln sind noch andere kleine, rote oder rötlichschwarze Fäden, aus denen, wenn man hinein sticht, ein oder mehrere Tropfen Blut heraustr äufeln. Das sind die Blutadern oder Venen; in Wirklichkeit keine Stränge oder Fäden, sondern mit Blut gefüllte hohle Röhren. Diesen Venen entlang laufen andere ähnliche, dünne Röhren, welche sehr wenig oder gar kein Blut enthalten. Das sind die Schlagadern oder Arterien. Venen und Arterien zusammen werden Blutgefäße genannt. Wenn wir nun zuletzt die Muskeln noch mehr zerteilen und zur Seite legen, so kommen wir auf den harten Knochen in der Mitte des Beines und finden viele der Muskeln an diesen Knochen befestigt.

Versuchen wir nun alles wieder an seinen Platz zu bringen, so finden wir, daß es nicht gelingt, obgleich wir weder Muskeln noch Blutgefäße oder den Knochen zerrissen oder zerschnitten hatten. Das Ganze erscheint als eine ungeordnete Masse. Dies kommt daher, daß wir zwar weder Muskeln noch Blutgefäße, aber doch etwas zerrissen haben, das Haut, Muskel, Fett, Blutgefäße und Knochen miteinander verbindet; bei genauer Prüfung sehen wir, daß sich zwischen allen Teilen eine zarte, faserige Substanz befindet, welche alles zusammenhält. Dieser faserige Stoff, den wir auseinander geteilt und weggenommen hatten, wird Bindesubstanz oder Bindegewebe genannt, weil er alle jene Teile miteinander verbindet.

Das Bein besteht also aus Haut, Fett, Muskeln, Sehnen, Blutgefäßen, Nerven und Knochen, alles durch Bindesubstanz vereinigt und mit Haut bedeckt. Diese Teile zusammen bilden das Bein. Wir können sie als die Gewebe des Gliedes bezeichnen. Der Arm ist ebenso beschaffen.

8. Wendet man sich nun zu dem Rumpfe und durchschneidet die Haut des Bauches, so sieht man zuerst wieder Muskeln mit Nerven und Blutgefäßen, wie vorher. Wenn man aber die Muskeln sorgfältig durchschneidet (denn hier ist es schwierig, sie voneinander zu trennen), stößt man auf etwas, das wir im Bein nicht fanden, auf einen großen hohlen Raum. Das ist etwas ganz Neues — es gibt nichts Ähnliches im Beine. Obwohl ganz ausgefüllt, ist der Raum immerhin eine große Höhle, wie man sich leicht überzeugen kann, wenn man den Rumpf des Kaninchens vorn gerade herunter aufschneidet und die seitlichen Decken umwendet oder abschneidet, wie es in Abb. 1 geschehen ist.

Wir bemerken, daß die Höhle der Quere nach geteilt ist durch eine Scheidewand Abb. 1, *B*, das Zwerchfell genannt. Der Teil unterhalb des Zwerchfelles ist der größere der beiden und heißt Unterleib oder Bauch. Darin sieht man eine große schwarzrote Masse, die Leber *L*. Neben der Leber liegt der weiche, farblose Magen *M*. Den übrigen Raum des Unterleibes füllt das Gewirre der Eingeweide oder Gedärme, an einigen Stellen *O* sehr zusammengedrängt, an andern Stellen viel Platz *P Q* und mehr als der Magen einnehmend. Schiebt man die Eingeweide zur Seite, wie dies leicht geschehen kann, so sieht man darunter zwei — auf jeder Seite einen — kleine bräunlichrote Körper liegen. Das sind die Nieren.

In der kleineren Höhle oberhalb des Zwerchfelles, Brust oder Brustkasten genannt, befindet sich in der Mitte das Herz *C*, und zu beiden Seiten des

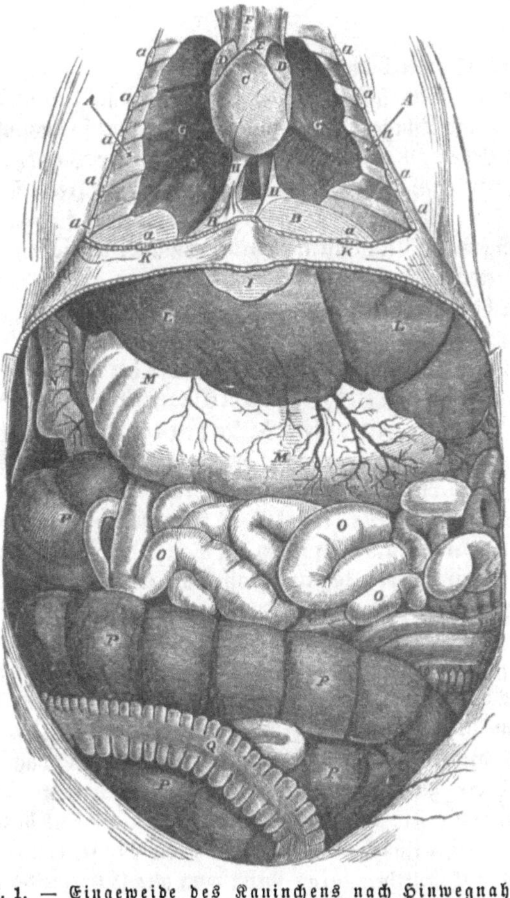

Abb. 1. — Eingeweide des Kaninchens nach Hinwegnahme der vorderen Wand der Brust und des Leibes.

A Brusthöhle, *B* Zwerchfell; *C* Herzkammern; *D* Vorkammern; *E* Lungenarterie; *F* Aorta: *G* Lungen, zusammengefallen: *H* seitliche Teile des Brustfells; *I* knorpliges Ende des Brustbeins; *K* Teil der Körperwandung zwischen Brust und Bauch; *a* abgeschnittene Rippenenden; *L* Leber; *M* Magen; *N* Zwölffingerdarm; *O* Dünndarm; *P* Blinddarm, der hier und bei anderen pflanzenfressenden Tieren besonders stark ist; *Q* Dickdarm.

Herzens zwei blaßrote Körper, die sich schwammig anfühlen. Das sind die Lungen *G*. Auffallend ist, daß Herz und Lungen die Brusthöhle nicht ganz so ausfüllen, als Leber, Magen, Eingeweide u. s. w. die Bauchhöhle. In der That scheint im Brustkasten ein großer freier Raum zu sein. Aber wie wir später sehen werden, füllten die Lungen den Brustkasten vollkommen aus, bevor wir ihn öffneten, schrumpften aber stark zusammen, sobald wir in ihn hineinschnitten, und ließen so den großen Raum leer, den wir bemerken.

9. Der Rumpf gleicht also in der That einer großen Kammer, welche die sogenannten Eingeweide enthält; er ist in eine obere und untere Hälfte geteilt: die obere Hälfte wird durch das Herz und die Lungen ausgefüllt, die untere durch die Leber, den Magen, die Gedärme und einige andere Organe. Der Unterleib ist vorn nur von Haut und Muskeln bedeckt. Aber wenn alle Seiten des Rumpfes von so nachgiebigem Stoff umschlossen wären, so würde er wie ein Beutel sein, der seine Gestalt nur behalten kann, wenn er ganz vollgepfropft ist. Einige seiner Teile müssen daher Festigkeit haben. Und in der That ist der Rumpf kein Beutel mit nachgiebigen Seiten, sondern ein Kasten mit zum Teil festen und harten Wänden. Wir bemerkten, als wir die Vorderseite des Brustkastens öffneten, daß wir mehrere harte Stellen zu durchschneiden hatten. Dies waren die Rippen Abb. 1, *a*, welche teilweise aus hartem Knochen, teilweise aus einer weicheren Masse, Knorpel genannt, bestehen. Und wenn man alle Eingeweide aus der Höhle des Rumpfes entfernt und mit dem Finger am Rücken der Höhle entlang fährt, so wird man auf der ganzen Länge vom Hals hinunter bis zu den Beinen einen harten Teil fühlen. Das ist das Rückgrat oder die Wirbel-

säule. Will man einen Strohmann aufrichten, so steckt man eine Stange durch denselben, um ihm einen Halt zu geben. Ein eben solcher Halt ist das Rückgrat für unsern Körper; es läßt den Rumpf nicht zusammenfallen. Für den Unterleib ist dieses Rückgrat besonders wichtig, da die Vorder- und Seitenteile der Höhle nur von Haut und Muskeln bedeckt sind. Der Brustkasten ist dagegen von den Rippen, langen dünnen Knochenreifen, umschlossen, die hinten am Rückgrat befestigt sind und vorn in einem festen, halb knochigen, halb knorpeligen Teil, das Brustbein genannt, zusammentreffen.

Aber dieses Rückgrat besteht nicht aus einem einzigen langen Knochenstücke. Man würde, wenn es sich so verhielte, den Körper nicht biegen können. Dies ist nur dadurch möglich, daß das Rückgrat aus vielen kleineren flachen Knochenstücken zusammengesetzt ist, die übereinander liegen, mit ihren glatten Seiten sorgsam aneinander gefügt. Jedes derselben heißt ein Wirbel und ist von sehr eigentümlicher Bildung. Stellen wir uns einen knöchernen Spund oder Stopfen vor, an dem seitlich ein Knochenring befestigt ist. Das würde einen Wirbel geben. Der Spund ist der Wirbelkörper, der Ring der Wirbelbogen.

Setzten wir nun eine Zahl dieser Teile zusammen, eins auf das andere, so würden wir etwas der Wirbelsäule sehr Ähnliches bekommen. (Siehe Titelbild, II.) Die Spunde oder Körper würden also eine gegliederte Säule und die Ringe oder Bogen zusammen einen Kanal oder eine Röhre ausmachen. Dasselbe haben wir wirklich im Rückgrat. Nur daß jeder Wirbel nicht ganz so wie ein Spund und ein Ring gebildet ist; der Körper ist einem Spunde sehr ähnlich, aber der Bogen ist gewissermaßen geknickt und mit verschiedenen Fortsätzen versehen, und die Körper sind auf eigentümliche Weise miteinander verbunden. So bilden alle Wirbelkörper zusammen eine feste, den Rumpf stützende Säule, und die Bogen einen Kanal, den **Rückenmarkskanal** (Abb. 2, *C.*, *S.*), dessen Nutzen uns unmittelbar einleuchten wird. Der Wirbelkörper ist der Rumpfhöhle zugewendet und man fühlt die Reihe dieser Körper, wenn man die Finger hinter den geöffneten Leib des Kaninchens hinabgleiten läßt. Die Bogen kann man von hier aus nicht fühlen. Legt man aber das Tier auf den Bauch, so fühlt man durch die Haut hindurch eine höckerige Kante, gebildet durch die sogenannten Dornfortsätze, die den Wirbelbogen aufsitzen.

Der Rumpf enthält also folgende Teile: Vorn eine große Höhle, die Eingeweide enthaltend und im oberen Teil, der Brust, von Knochenreifen (Rippen) umgeben, der untere Teil oder Unterleib mehr oder weniger ohne Rippen; hinten ist eine kleinere, lange, schmale Höhle, oder ein Kanal, durch die Bogen der Wirbel gebildet, daher gänzlich von Knochen umgeben und eine Substanz enthaltend, welche wir gleich kennen lernen werden; zwischen diesen beiden Höhlen, die eine von der anderen scheidend, befindet sich die feste Säule, gebildet durch die Wirbelkörper. Wenn man einen Querschnitt durch die Brust des Kaninchens machen würde, so erhielte man etwas Ähnliches, wie Abb. 2, *C*, wo *C. S.* der enge Kanal der Bogen ist, und wo die große Brusthöhle, die das Herz *H* enthält, eingeschlossen ist von den Rippen, die von den Wirbeln hinten bis zum Brustbein vorn reichen. Beide Höhlen sind außen mit Muskeln, Blutgefäßen, Nerven, Bindesubstanz und Haut bedeckt, gerade wie die Gliedmaßen.

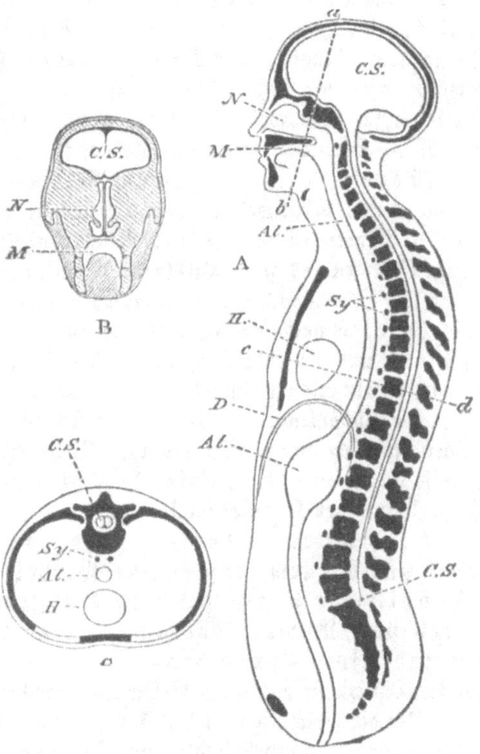

Abbild. 2.

A schematische Ansicht des der Länge nach halbierten menschlichen Körpers. *C.S.* Hirn- und Rückenmarkshöhle; *N* Nasenhöhle; *M* Mundhöhle; *Al.* Darmkanal; *H* Herz; *D* Zwerchfell.

B Senkrechter Schnitt durch den Kopf längs der Linie *ab* von A. Bezeichnung wie A.

C Querschnitt längs der Linie *cd* von A.

10. Wir kommen nun zum **Kopf** und **Hals**. Durchschneidet man die Haut am Hals des Kaninchens, so bemerkt man zuerst Muskeln und Nerven und einige starke Blutgefäße; aber wir finden keine große Höhle, gleich der im Rumpfe. So weit ähnelt der Hals ganz dem Beine. Wenn wir aber sorgfältig zusehen, so bemerken wir zwei Röhren, die keine Blutgefäße sind, und von denen wir nichts Ähnliches in dem Gliedmaße sahen. Eine dieser Röhren ist von festerer Beschaffenheit mit knorpeligen Ringen; es ist die **Luftröhre**; die andere ist weich und ihre Wände fallen platt zusammen; dies ist die **Speiseröhre**, die vom Mund zum Magen führt. Hinter diesen Röhren und den Muskeln, in welchen sie liegen, finden wir, gerade wie im Rumpfe, die Wirbelsäule, ohne Rippen, aber zusammengesetzt aus einzelnen Körpern, und hinter den Körpern ist der Wirbelkanal. Diese Wirbelsäule nebst Kanal im Hals ist einfach die Fortsetzung der Wirbelsäule und des Kanales im Rumpfe.

Der Hals unterscheidet sich also von den Gliedmaßen dadurch, daß er eine Wirbelsäule mit Kanal, eine Luft- und eine Speiseröhre hat, und vom Rumpfe dadurch, daß er keine Höhle und keine Rippen hat.

Der Kopf ist wieder von allen diesen Körperteilen verschieden. Um die Beschaffenheit des Kopfes zu verstehen, nimmt man am besten den Schädel eines Kaninchens und hält ihn neben einen Kaninchenkopf; hierbei wird sogleich ersichtlich, wie Mund und Schlund gebildet sind. Man bemerkt, **daß der Schädel aus einem Stück besteht**, ein Knochen ausgenommen, den man als den Unterkiefer erkennt. Es befinden sich zwei Kiefer im Kopfe. Beide haben Zähne; aber der Oberkiefer ist einfach ein

Teil des Schädels und bewegt sich nicht, während der Unterkiefer sich bewegt, d. h. sich ganz an den oberen anlegen oder sich davon entfernen kann. Die Öffnung zwischen den beiden Kiefern ist die Mundhöhle, die, wie wir wissen, nach Belieben geöffnet und geschlossen werden kann. Versuchen wir es an uns selbst, so werden wir finden, daß sich, wie beim Kaninchen, der Unterkiefer bewegt, wenn wir den Mund öffnen oder schließen. Der Oberkiefer bewegt sich nur, wenn sich der ganze Kopf bewegt. Unterhalb des Schädels, am Ende des Halses, verengt sich der Mund in den Schlund, in dessen oberen Teil sich die Nase öffnet. Es sind also zwei Eingänge in den Schlund vorhanden, der eine durch den Mund und der andere durch die Nase (Abbild. 2).

An der Rückseite des Schädels sehen wir eine rundliche Öffnung; wir finden, daß diese Öffnung in einen großen hohlen Raum innerhalb des Schädels führt. Im lebenden Kaninchen ist dieser hohle Raum durch das Gehirn ausgefüllt. Der Schädel ist somit eine Knochenschale, die das Gehirn umschließt — eine Hirnschale. Diese Hirnschale paßt auf das Ende der Halswirbel derartig, daß die rundliche Öffnung, von der wir eben gesprochen, sich gerade über dem Ende des Kanales, der durch die Ringe oder Bogen der Wirbel gebildet wird, befindet. Würden wir einen Draht in den Bogen des untersten Wirbels stecken, so könnten wir ihn durch den Kanal, der durch die Bogen aller Wirbel gebildet ist, gerade in die Hirnschale hinauf schieben. So bilden denn die Hirnschale und die Reihe der Wirbelbogen zusammen einen Kanal, der im Rücken und Hals eine enge Röhre ist, aber im Kopf sich ausbreitet in einen weiten, rundlichen Raum (Abb. 2, *A.* und *B*, *C. S.*). Während des Lebens ist dieser Kanal mit einer besonderen weißen, zarten Substanz, die Nervenmasse genannt, ausgefüllt. Die rundliche Masse dieser Substanz, welche die Höhle der Hirnschale ausfüllt, heißt Gehirn; die engere, stangen- oder bandförmige Masse, die in der Wirbelsäule im Hals und Rücken hinabläuft, heißt Rückenmark. Sie haben zwar verschiedene Namen, gehen aber ohne Unterbrechung ineinander über, und das kugelige Gehirn verengt sich in das bandähnliche Rückenmark derartig, daß es schwer ist, zu sagen, wo das eine beginnt und das andere endet.

11. Im Schädel bemerkt man außer den größeren Öffnungen, von denen wir gesprochen haben, mehrere kleine, welche von der Außenseite des Schädels in das Innere der Hirnschale führen. Einige dieser Öffnungen werden bei Lebzeiten durch Blutgefäße ausgefüllt, aber durch andere gehen jene zarten, weißen Fäden, welche wir als Nerven kennen gelernt haben. Die Nerven sind Zweige der Nervenmasse und gehen von dem Gehirn oder dem Rückenmark aus. Die Gehirnnerven gehen durch die Öffnungen der Hirnschale und scheinen sich beim ersten Anblick sehr unregelmäßig auszubreiten. Diejenigen, welche vom Rückenmark ausgehen, sind viel regelmäßiger. An beiden Seiten zwischen je zwei Wirbeln, wo eine kleine runde Öffnung zu diesem Zweck vorhanden ist, tritt ein Nerv heraus, so daß das Rückenmark, mit den davon ausgehenden Nerven, einem Doppelkamme mit Zähnen nach beiden Seiten ähnlich ist. Die Nerven, welche vom Rückenmark ausgehen, werden Rückenmarksnerven genannt; bald nachdem sie die Wirbelsäule verlassen haben, verzweigen sie sich fast über den ganzen Körper. In jedem Stück Haut oder Fleisch, das wir untersuchen, finden wir Nerven und Blutgefäße. Wenn wir die Nerven von außen her verfolgen, sehen wir sie, mit andern zusammen-

treffend, stärkere Nerven bilden, die wieder mit andern sich vereinigen, bis zuletzt alles entweder im Rückenmark oder Gehirn endet. Verfolgen wir dieselben Nerven auf umgekehrtem Wege, so finden wir, daß sie sich immer mehr in dünnere Stränge verzweigen, bis sie dem Auge unsichtbar werden. Durch das Mikroskop betrachtet, werden sie immer dünner und dünner, bis zu unendlich feinen Fäden.

Die Blutgefäße vereinigen sich auf ähnliche Weise zu immer größer werdenden Röhren, welche alle zuletzt im Herzen endigen. Jeder Teil des Körpers, mit wenigen Ausnahmen, ist versehen mit Nerven und Blutgefäßen. Die Nerven gehen alle von dem Gehirn oder Rückenmark — die Blutgefäße von dem Herzen aus. Jeder Teil des Körpers wird demnach von zwei Mittelpunkten aus beherrscht, dem Herzen und dem Gehirn oder Rückenmark. Wir werden beim Fortschreiten in unseren Untersuchungen sehen, von welcher Wichtigkeit es ist, dies im Gedächtnis zu behalten.

12. Der ganze Körper ist also folgendermaßen zusammengesetzt: Zuerst der Kopf; darin befindet sich die mit Fleisch und Haut bedeckte Hirnschale, welche das Gehirn enthält. Die Hirnschale ruht auf dem oberen Ende des Rückgrates, wo der Kopf sich mit dem Hals vereinigt. Im oberen Teile des Halses trennt sich der Schlund in zwei Röhren — eine die Luftröhre, die andere die Speiseröhre. Diese laufen vor der Wirbelsäule den Hals hinunter, von vielen Muskeln bedeckt, und treten, wenn sie auf der Höhe der Schultern sind, in die große Höhle des Rumpfes ein, und zwar zuerst in den oberen Teil derselben, in die Brust.

Hier endet die Luftröhre in den Lungen, aber die Speiseröhre geht gerade durch die Brust, dicht am Rückgrat hinlaufend, und durch ein Loch im Zwerchfell in den Unterleib, wo sie sich zum Magen erweitert. Der Magen geht in den Darm über, der nach vielen Windungen im Innern der Bauchhöhle wieder nach außen führt.

Wir sehen, daß der Ernährungskanal (denn das ist der Name für diese lange Röhre, aus Speiseröhre, Magen, Darm bestehend) direkt durch die Höhle des Körpers geht, ohne sich in ihr zu öffnen — sehr ähnlich dem langen engen Cylinder einer Lampe, der durch die Lampenkugel geht. Was man auch in den Cylinder hinabgösse, es würde nicht in die Kugel laufen; man könnte andererseits die Lampenkugel mit etwas anfüllen, und doch würde der Cylinder ganz leer bleiben. Stellen wir uns beide Gläser weich und biegsam statt hart und steif vor und den engen Cylinder lang und gewunden, so daß er den untern Teil der Glocke ausfüllt, so haben wir eine ungefähre Vorstellung, wie der Ernährungskanal in der Höhle des Körpers liegt.

Außer dem Ernährungskanal befindet sich in der Brust nebst der Luftröhre und den Lungen noch das Herz mit seinen großen Gefäßröhren; im Unterleib sind noch die Leber, die Nieren und andre Organe.

Diese beiden großen Höhlen, mit allem, was sie enthalten, mit ihren Hüllen von Fleisch und Haut, welche die Wände der Höhlen ausmachen, bilden den Rumpf; an den Rumpf schließen sich Beine und Arme, die Gliedmaßen. Diese haben keine großen Höhlen und kein Teil des Ernährungskanals findet sich darin.

Noch etwas bleibt zu erwähnen. Wir haben nur einen Ernährungskanal, eine Leber, ein Herz — aber zwei Nieren und zwei Lungen, die eine auf der einen, die andre auf der andern Seite des Körpers, und beide sich sehr ähnlich. Wir haben zwei Arme und zwei Beine, von denen das eine dem andern fast ganz gleicht. Wir haben nur einen Kopf, dessen eine Seite der andern aber fast genau gleicht. Beide Seiten der Wirbelsäule sind sich ganz gleich, wie auch die Hälften des Gehirns und die beiden Hälften des Rückenmarks.

Würden wir unser Kaninchen von der Nase bis zum Schwanz in zwei Hälften schneiden, so würden wir sehen, daß die eine Hälfte fast genau das Gegenstück zur andern ist, Ernährungskanal, Herz und Leber ausgenommen.

Ebenso wie das Kaninchen gebildet ist, verhält sich unser eigner Körper in all' den Punkten, die bis jetzt erwähnt wurden.

III. Was geht vor, wenn wir uns bewegen?

13. Wir kehren nun zu der Frage zurück: **wie kommt es, daß wir uns bewegen können.** Betrachten wir zunächst eine bestimmte Bewegung, um zu sehen, wie sich dieselbe erklären läßt.

Biegen wir z. B. den Arm. Es ist bekannt, daß, wenn man den Arm ausgestreckt hat, man den unteren Teil des Armes (der Vorderarm genannt wird und vom Ellbogen bis zur Hand reicht) nach Belieben zu dem Oberarm biegen kann, bis die Finger die Schulter berühren. Wodurch ist dies möglich? Betrachten wir an einem Skelett die Knochen des Armes. (Titelbild, auch Abb. 3.) Wir sehen, daß sich im Oberarm ein ziemlich starker Knochen befindet, der von der Schulter bis zum Ellbogen geht *H*, während im Unterarm zwei Knochen sind; der eine *U* ist am Ellbogen stärker als der andre *Ra*, aber dünner und schlanker am Handgelenk. Der Knochen im Oberarm heißt **Humerus** oder auch **Oberarmbein**; der eine Knochen im Unterarm, der am Ellbogen am stärksten ist, heißt Elle; der andre der am Handgelenk stärker als am Ellbogen ist, heißt Speiche. Bei genauer Prüfung bemerkt man, daß das Ende des Humerus am Ellbogen eigentümlich gerundet ist, und das Ende der Elle am Ellbogen eigentümlich ausgehöhlt ist, derartig, daß der eine Knochen gut in den andern paßt.

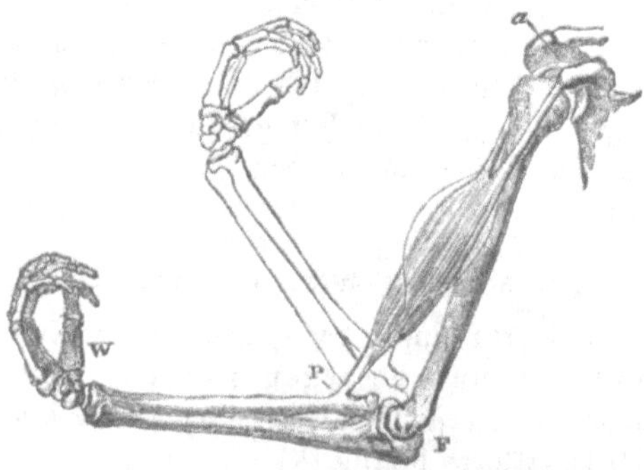

Abb. 3. — Die Armknochen mit dem zweiköpfigen Muskel. a die beiden Sehnen, mit welchen der Muskel am Schulterblatte befestigt ist. P Ansatzpunkt des Muskels an der Speiche, also der Punkt, wo die Kraft wirkt; F Stützpunkt, unteres Ende des Oberarmes, woran das obere Ende von Speiche und Elle sich bewegen; W die Hand als zu bewegende Last.

Versucht man, den einen am andern zu bewegen, so stellt sich heraus, daß man die Elle sehr nahe an den Humerus biegen kann, ohne daß ihre Enden auseinander weichen, und daß, wenn man die Elle bewegt, ihr Ende und das Ende des Humerus sich wie in einem Scharnier drehen. Sie lassen sich daher nur in einer Richtung bewegen. Versucht man, sie von einer Seite zur andern zu schieben, so findet man, daß sie sich stemmen. Sie können sich nur nach einer Richtung bewegen, gleich einer Thür in ihren Angeln, und diese Richtung ist eben die, daß sich die Elle nach dem Humerus biegt.

Bei weiterer Prüfung bemerkt man, daß, obwohl man die Elle leicht an die Vorderseite des Humerus biegen und sie dann wieder ausstrecken kann, bis die beiden Knochen eine gerade Linie bilden, wir nicht die Elle nach der Rückseite des Humerus biegen können. Untersucht man das Ende der Elle, so zeigt sich an ihrer Rückseite ein schnabelförmiger Vorsprung (Abb. 3, auch Titelbild), der, wenn die Knochen ausgestreckt sind, in eine Vertiefung am Ende des Humerus hineinpaßt, wodurch er eine Weiterbewegung der Elle verhindert. Daher kommt es, daß man den Arm nur in einer Richtung biegen kann. Bekanntlich läßt sich der Arm so biegen, daß die Finger das obere Ende der Schulter berühren können; aber man kann ihn nicht in entgegengesetzter Richtung biegen, so daß die Finger die Hinterseite der Schulter berühren würden; man vermag ihn nicht weiter zurückzubringen, als bis er eine gerade Linie bildet.

14. Die beiden Knochen, der Humerus und die Elle, sind also am Ellbogen so gebildet und so ineinander gepaßt, daß der Arm ausgestreckt oder gebogen werden kann. Am Skelett sind die beiden Knochen ganz unzusammenhängend, d. h. sie müssen durch irgend etwas zusammengehalten werden, sonst würden sie auseinander fallen. Gewöhnlich sind sie an den Skeletten, welche wir kaufen, durch Drähte aneinander befestigt. Aber sie würden auch zusammenhalten, wenn man die Drähte entfernte und einen Leinenstreifen um die beiden Enden wickelte, fest genug, um die Knochen zu halten, aber genügend locker, um ihre ineinandergreifende Bewegung zu erlauben. Am besten verwendet man kurze Stücke Leinen- oder Gummi-

band und befestigt sie rings um den Ellbogen, das eine Ende jedes Bandstückchens an den Humerus, das andere an die Elle. Auf diese Weise läßt sich fast genau die Art, in welcher die Knochen am Ellbogen in unserm eigenen Arm zusammengehalten werden, darstellen. Nur daß die Bänder nicht aus Gummi bestehen, sondern flache Bänder von jenem zähen, oder wie wir ihn nun nennen können, faserigen Stoff sind, welchen wir in den vorhergehenden Abschnitten als Bindesubstanz kennen lernten. Diese flachen Verbindungen heißen Ligamente oder Bänder. Also die Enden der beiden Knochen, Elle und Humerus, werden am Ellbogen durch Ligamente oder flache Bänder von Bindesubstanz an ihren Plätzen gehalten.

Am Skelett ist die Oberfläche der beiden Knochen am Ellbogen, wo sie aneinander reiben, trocken, wenn auch etwas weich. Besieht man den Knöchel einer Hammelskeule, bevor sie gekocht wird, so bemerkt man zwei Knochen, die sich ähnlich wie am Ellbogen bewegen lassen und welche da, wo sie ineinander greifen, außerordentlich weich, sehr feucht und ganz schlüpfrig sind. Ganz so ist es an unserem Ellbogen; das Ende der Elle und das Ende des Humerus sind weich und ganz feucht, so daß sie sich wie ein geöltes Scharnier ineinander bewegen. Wir wissen, daß das Auge immer feucht ist. Es wird durch Thränen feucht gehalten, obwohl wir dann erst von Thränen sprechen, wenn die Augen von Feuchtigkeit überfließen; aber in Wirklichkeit weinen wir immer ein wenig. Ebenso werden auch innerhalb der Bänderhülle um den Ellbogen stets Thränen vergossen; sie halten die beiden Oberflächen der Knochen fortwährend feucht.

Die Enden der Knochen, welche einander berühren, sind auch weich, weil sie mit Knorpel überzogen sind. Der

Knochen ist hart und fest; er enthält nicht viel Wasser. Knochen schrumpfen beim Trocknen wenig zusammen. Der Knorpel ist lange nicht so hart als Knochen; er enthält viel mehr Wasser. Wenn er ganz frisch ist, so ist er weich; aber, da er ein gutes Teil Wasser enthält, schrumpft er beim Trocknen zusammen und wird verhältnismäßig hart. Wir können am Skelett den getrockneten Knorpel sehen — er ist noch immer etwas weich, aber man kann sich keinen Begriff machen, wie weich er im lebenden Körper ist, wenn man ihn nur am Skelett betrachtet.

So sind also am Ellbogen die Enden zweier Knochen ineinander gepaßt, damit sie sich in einer bestimmten Richtung bewegen können; diese Enden sind von weichem Knorpel eingehüllt, werden durch eine Flüssigkeit feucht erhalten und durch Bänder befestigt. Alles dies zusammen nennt man ein Gelenk.

15. Es gibt noch eine Menge anderer Gelenke außer dem Ellbogengelenk: z. B. das Schultergelenk, Kniegelenk, Hüftgelenk u. s. w. Diese weichen vom Ellbogengelenk ab in der Gestaltung der Knochenenden, in der Art, wie die Knochen sich ineinander bewegen, und in verschiedenen anderen Einzelheiten; aber wir können jetzt nicht auf diese Unterschiede eingehen. Sie sind alle dem Ellbogengelenk vergleichbar, da in jedem dieser Beispiele ein Knochen in einen anderen paßt, die ineinander greifenden Enden mit Knorpel überzogen sind, durch eine Flüssigkeit feucht und durch Bänder fest gehalten werden.

Obwohl wir nur vom Humerus und der Elle am Ellbogen gesprochen haben, so ist klar, daß die Speiche auch etwas mit dem Ellbogen zu thun hat. Zur Vereinfachung übergingen wir dies; doch ist der Humerus nicht nur an das Ende der Elle, sondern auch an das Ende der Speiche gefügt, und das Ende der Speiche ist auch von Knorpel überzogen und in die Bänderkapsel eingeschlossen. Man kann noch hinzufügen, daß sich die Speiche unabhängig auf der Elle bewegt, doch wollen wir uns jetzt damit nicht beschäftigen. Was wir sehen wollten, ist, daß das Ellbogengelenk so gebildet ist, das es den Unterarm in den Stand setzt, sich nach dem Oberarm zu biegen.

16. Um den Arm zu bewegen, muß Kraft angewendet werden. Die Elle oder die Speiche — denn die beiden bewegen sich zusammen — müssen gegen den Humerus bewegt oder gezogen werden, oder der Humerus muß gegen die Elle und Speiche bewegt oder gezogen werden. Wie geschieht dies in unserm Arme?

Nehmen wir die Knochen des Armes und befestigen das obere Ende des Humerus, so daß er sich nicht bewegen kann; legen wir nun ein Stück Bindfaden um die Speiche oder Elle (einerlei um welchen der beiden Knochen), möglichst nahe am Ellbogen, bohren ein Loch durch das obere Ende des Humerus und ziehen den Bindfaden durch dasselbe. Der Bindfaden muß lang genug sein, um ohne Spannung den Arm ganz gerade zu lassen. Nun fassen wir den Bindfaden da, wo er durch den Humerus kommt und ziehen an ihm. Der Unterarm wird dadurch nach dem Oberarm gebogen. Warum? Weil wir einen Hebel in Bewegung gesetzt haben.

Die Speiche und Elle bilden den Hebel, dessen Drehpunkt das Ende des Humerus im Ellbogen ist (Abb. 3 F); das Gewicht, das bewegt werden soll, ist das Gewicht der Speiche und Elle (mit demjenigen der Handknochen, wenn sie daran sind, und dies kann dargestellt werden durch ein Gewicht, das ungefähr in der Mitte des Unterarmes befestigt ist); die Kraft wird dargestellt durch den Zug am Bindfaden; sie wirkt am Hebel an dem Punkte, wo der Bindfaden an der Speiche befestigt ist, nämlich näher am Drehpunkt, als das Gewicht selbst. Man nennt dies einen einarmigen Hebel, wenn der Drehpunkt an einem Ende ist und da die Kraft zwischen dem Drehpunkt und dem Gewicht sich befindet, so wird die Bewegung vergrößert.

Um nun den eigentlichen Vorgang im Arm anschaulicher zu machen, lassen wir den Bindfaden, anstatt ein Loch durch den Humerus zu bohren, in einer Vertiefung am Ende des Oberarmes gleiten und befestigen ihn am Schulterblatt, ihn so lang lassend, daß der Arm gerade ausgestreckt werden kann.

Nun verkürzen wir den Bindfaden, indem wir eine Schlinge bilden. Sobald wir dies thun, wird sich der Vorderarm nach dem Oberarm biegen. Setzen wir den Fall, wir hätten einen Bindfaden, den wir nicht durch eine Schlinge zu verkürzen brauchten, sondern der sich von selbst verkürzte, wenn wir es wünschten. Jedes Mal, wenn er sich verkürzte, würde er am Unterarm ziehen und so den Arm biegen — und jedes Mal, wenn er nachließe, würde der Arm in seine gerade Stellung zurückfallen.

In unserm eigenen Arm befindet sich nun kein Bindfaden, sondern ein Körper, der auf ähnliche Weise wie der Bindfaden angebracht ist und der, wenn nötig, sich zu verkürzen vermag. Jedes Mal, wenn er sich verkürzt, biegt sich der Arm, und wenn er sich wieder verlängert, fällt der Arm in seine gerade Stellung zurück. Dieser Körper, der sich so verkürzen und verlängern kann, heißt ein Muskel.

Legt man die eine Hand auf die Vorderseite des Oberarmes, ungefähr zwischen Schulter und Ellbogen, und biegt dann den Arm, so fühlt man, wie sich etwas unter der Hand erhebt. Dies ist der Muskel, welcher den Arm biegt, der sich verkürzt oder, wie wir es richtiger bezeichnen, zusammenzieht und dabei dicker wird, was wir eben mit der aufgelegten Hand fühlen.

In unserm eigenen Arme, wie im Gliede des Kaninchens, das wir untersuchten, ist das Fleisch in Bündel von verschiedener Größe und Gestalt geordnet, und jedes Bündel heißt ein Muskel. Es gibt mehrere Muskeln im Arme, doch befindet sich besonders an der Vorderseite des Armes ein großer, der zweiköpfige Muskel genannt. Er ist eine rundliche Masse von rotem Fleisch, beträchtlich länger als er breit und dick ist, und an beiden Enden spitz zulaufend. Er ist in Abbild. 3 dargestellt.

Bei Untersuchung des Beines des Kaninchens bemerkten wir, daß bei vielen Muskeln das zarte Fleisch, das den Hauptteil des Muskels bildet, an einem oder beiden Enden des Muskels plötzlich aufhört und sich in viel festeren Stoff, der weiß und glänzend ist, verwandelt. Dieser festere weiße Teil ist die Sehne des Muskels. Der übrige Teil des Muskels, gewöhnlich „Muskelbauch" genannt, besteht aus Fleisch oder magerem Fleisch, wie wir sagen; von nun an aber müssen wir dies als Muskelsubstanz zu bezeichnen lernen. Jeder Muskel besteht vor allen Dingen aus einer Masse Muskelsubstanz. Diese Muskelsubstanz besteht aus einer ungeheuren Zahl von zarten Fäden oder Fasern, die allein einer Richtung laufen und in große und kleine Bündel zusammengefaßt sind. An jedem Ende des Muskels sind diese zarten Muskelfasern mit festeren, aber dünneren Fasern von Binde- oder Sehnensubstanz verbunden. Diese dünneren, aber festeren Fasern bilden die Sehne oder Flechse, mit welcher der Muskel an beiden Enden endigt.

Die Sehnen verbinden die weichen Muskeln mit den harten Knochen oder mit irgend welchen andern festen Geweben des Körpers. Sie sind entweder rund und strickartig, oder platt und bandartig. Manchmal sind sie sehr lang, manchmal sehr kurz, so daß man sie kaum sieht. Aber immer heften eine Anzahl festerer Fasern von Bindegewebe die weichen Muskelfasern an die Knochen, und im allgemeinen sind die Sehnen nicht nur fester, sondern auch viel dünner und schlanker als der Muskelbauch.

Der Bauch des zweiköpfigen Muskels liegt auf der Vorderseite des Oberarmes. Kurz oberhalb des Ellbogengelenks endigt er in einer kleinen, runden, starken Sehne, welche, vorn über den Ellbogen hinweggehend, sich eine kurze Strecke unterhalb des Gelenkes an der Speiche ansetzt (Abb. 3 *P.*). Der obere Teil des Muskels endigt ein wenig unterhalb der Schulter mit zwei Sehnen Abb. 3 *a*, welche, über das Ende des Oberarmes hinweggleitend, am Schulterblatt (oder der Scapula, wie es genannt wird) sich befestigen. Mit diesem, dem Schulterblatt, verbindet sich der Oberarm mittels eines Gelenkes.

Wir haben also im zweiköpfigen Muskel einen dicken, fleischigen Muskelbauch, auf der Vorderseite des Armes, der durch Sehnen an einem Ende am Schulterblatt und am andern Ende am Vorderarm befestigt ist. Was geschieht, wenn der Arm ausgestreckt ist und dann der zweiköpfige Muskel plötzlich kürzer wird? Augenscheinlich dasselbe, wie beim Anziehen des Bindfadens, der ungefähr in derselben Weise angebracht war, als der zweiköpfige Muskel. Speiche und Elle werden heraufgezogen, der Vorderarm biegt sich nach dem Oberarm.

Die Sehnen nun haben nicht die Macht, sich zu verkürzen, wohl aber besitzt die Muskelsubstanz diese merkwürdige Eigenschaft. Unter gewissen Umständen wird jede weiche Muskelfaser, aus denen der Muskel besteht, plötzlich kürzer, und so wird der ganze Muskel kürzer und zieht auf diese Weise seine beiden Sehnenenden näher an einander; und wenn nun das eine Ende an einem unbeweglichen und das andre an einem beweglichen Körper befestigt ist, so wird der letztere bewegt.

Diese Eigenschaft des Muskels oder der Muskelfaser, sich plötzlich zu verkürzen, heißt **Muskel-Zusammenziehung. Alle Muskeln, alle Muskelfasern haben die Fähigkeit, sich zusammenzuziehen.** Nun könnte sich der zweiköpfige Muskel auf zweierlei Arten verkürzen. Er könnte sich zusammenziehen und im allgemeinen kleiner werden, wie man ungefähr einen Schwamm zu geringerem Umfang zusammenpressen kann. Oder er könnte wohl seine Gestalt, nicht aber seinen Umfang verändern, indem er dicker wird in demselben Maße, als er kürzer wird, gerade wie wenn man eine lange, dünne Rolle weichen Wachses in eine kurze, dicke zusammendrückt. Auf beide Arten könnte sich der zweiköpfige Muskel verkürzen, aber thatsächlich thut er es nur auf die letztere Weise: er wird zur selben Zeit, in der er kürzer wird, auch dicker, und wird genau in demselben Maße dicker, als er kürzer wird. Und so fühlt man, wenn man die Hand auf den Oberarm legt, wie sich beim Biegen des Armes etwas hebt. **Man fühlt, wie der zweiköpfige Muskel sich verdickt, während er kürzer wird, um das Biegen des Armes zu veranlassen.**

Die Verkürzung ist aber nicht andauernd. Früher oder später verlängert sich der Muskel wieder, indem er dünner wird und so in seinen früheren Zustand zurückkehrt. Der verlängerte Zustand des Muskels ist der natürliche, der Zustand der Ruhe.

Die Verkürzung oder Zusammenziehung ist eine Anstrengung, die nur während einer gewissen Zeit fortgesetzt werden kann. Die Zusammenziehung biegt den Arm, und so lange der Muskel verkürzt bleibt, bleibt der Arm gebogen; aber wenn der Muskel nachläßt, so streckt das Gewicht des Unterarmes und der Hand den Arm wieder aus, wenn kein anderes Hindernis da ist.

Die Verkürzung findet nur in der Muskelsubstanz statt, die aus Muskelfasern besteht. Die Sehnen verkürzen sich gar nicht. Im Gegenteil geben sie höchstens ein wenig nach, wenn der Muskel an ihnen zieht. Ihr Geschäft ist, das Anziehen des Muskels dem Knochen zu übermitteln. Sie sind nicht gerade nötig, und es würde möglich sein, ohne sie auszukommen; es ist aber so bequemer. Setzen wir den Fall, die Fleischfasern des zweiköpfigen Muskels gingen vom Schulterblatt bis zum Unterarm, so könnte man wohl den Arm wie vorher biegen, aber es würde sehr unbequem sein, wenn der Muskel innerhalb des Ellbogens oder oben auf der Schulter anschwellte; in jedem Fall würde er im Wege sein. Dadurch, daß der fleischige, der wirklich sich zusammenziehende Muskel am Arm bleibt und die dünnen Sehnen nach dem Unterarm und nach der Schulter führen, wird uns das Arbeiten leichter und bequemer.

Wir sind nun so weit gekommen, um zu verstehen, wie der Arm sich biegt. Der zweiköpfige Muskel zieht sich zusammen und verkürzt sich und bringt so seine beiden Sehnenenden näher aneinander. Die oberen Sehnen, welche am festsitzenden Schulterblatt befestigt sind, können sich nicht bewegen; aber die untere Sehne ist an der Speiche befestigt; die Speiche und die Elle, welche zusammenhängen, bewegen sich leicht im Ellbogengelenk auf und ab, da die Gestalt der Knochen im Gelenk und alle Einrichtungen des Gelenkes, wie wir gesehen haben, dies erlauben. Zieht nun der Muskel an seiner unteren Sehne, so zieht er an der Speiche an dem Punkte, wo die Sehne am Knochen befestigt ist. Die so angezogene Speiche bildet zugleich mit der Elle einen einarmigen Hebel, für welchen das Ende des Oberarmes als Drehpunkt dient; und indem die Sehne angezogen wird, biegt sich der Arm.

17. Nun aber fragen wir, was veranlaßt den Muskel, sich zu verkürzen oder sich zusammenzuziehen? Wir wollten den Arm bewegen und bewegten ihn, indem wir den zweiköpfigen Muskel veranlaßten, sich zusammenzuziehen; aber wie vermag das unser Wille?

Könnten wir unsern Arm in derselben Weise, wie das Bein des Kaninchens, untersuchen, so würden wir einen oder mehrere jener zarten, weißen Fäden entdecken, die in den zweiköpfigen Muskel gehen, und die wir als Nerven kennen gelernt haben.

Diese Nerven scheinen in den zweiköpfigen Muskel hineinzuwachsen und sich darin zu verlieren. Wir brauchen ihnen nach dieser Richtung hin nicht zu folgen; folgen wir ihnen aber in der entgegengesetzten Richtung, am Arm hinauf, so werden wir bemerken, daß sie bald mit ähnlichen Nerven zusammentreffen, und daß diese sich treffenden Nerven zusammen stärkere und dickere Nervenstränge bilden. Diese vereinigen sich wieder mit anderen und so können wir weiter gehen, bis wir zu ganz dicken, weißen Nerven-Stämmen, wie sie genannt werden, kommen, die zuletzt irgendwo im Hals zwischen der Wirbelsäule in dem Inneren derselben verschwinden. Dort verbinden sie sich mit der Nervenmasse, von der wir schon als vom Rückenmarke gesprochen haben.

Was haben nun diese Nerven mit dem Biegen des Armes zu thun? Einfach folgendes: Setzen wir den Fall, es wäre ohne viele Mühe möglich, die zarten Nerven, welche in den zweiköpfigen Muskel gehen, zu durchschneiden; was geschieht dann? Der Arm verliert alle Kraft, sich zu biegen; so sehr wir es auch wollen, so zeigt sich keine Anschwellung am Arme. Der zweiköpfige Muskel bleibt ganz ruhig, verkürzt sich nicht im mindesten und zieht sich, ungehorsam unserm Willen, nicht zusammen.

Was beweist dies? Es beweist, daß, wenn man den Arm biegen will, etwas durch die Nerven in den zweiköpfigen Muskel übergeht, und dieses Etwas verursacht den Muskel, sich zusammenzuziehen. Der Nerv ist also eine Brücke, ein Verbindungsglied zwischen unserem Willen und dem Muskel — so daß, wenn die Verbindung abgeschnitten ist, der Wille nicht auf den Muskel wirken kann.

Wenn man den Nerv, der sich vom Rückenmark zum Muskel verzweigt, irgendwo durchschneidet, so zerstört man die Verbindung zwischen dem Willen und dem Muskel.

Das Rückenmark ist, wie wir gesehen haben, eine Nervenmasse, im Zusammenhang mit dem Gehirn; fast alle Nerven des Körpers gehen vom Rückenmark aus; jene Nerven, die sich nach dem zweiköpfigen Muskel im Arm verzweigen, entspringen dem Rückenmark im Halse.

Hat ein Mensch das Unglück, daß sein Rückenmark im Hals durchschnitten oder verletzt wird, so kann er wohl noch leben, ist aber gelähmt. Er würde ohne Erfolg den

Willen äußern, seinen Arm zu biegen. Er würde fühlen, daß er es wollte, daß er sich anstrengt, doch die Anstrengung würde vergeblich sein. Das Rückenmark ist ein Teil der Brücke zwischen dem Willen und dem Muskel.

Wenn wir unsern Arm biegen, so geht also folgendes vor sich: Durch Äußerung des Willens wird etwas in unserm Gehirn in Bewegung gesetzt. Dieses Etwas — wir wollen uns jetzt nicht mit der Frage, was dasselbe ist, aufhalten — geht vom Gehirn in das Rückenmark über, verläßt das Rückenmark und durchläuft bestimmte Nerven, seinen Weg unter den verwickelten Bündeln der zarten Nervenfäden, die von dem oberen Teil des Rückenmarkes nach dem Arme führen, richtig herausfindend, bis es den zweiköpfigen Muskel erreicht. Sobald dieses „Etwas" durch die Nerven zum Muskel gelangt, zieht er sich zusammen, verkürzt sich und wird dick; er erhebt sich am Arm; seine untere Sehne zieht an der Speiche; die Speiche bewegt sich mit der Elle um den Drehpunkt des Oberarmes am Ellbogengelenk, und der Arm biegt sich.

Sobald wir den Arm nicht mehr biegen wollen, hört unser Wille auf, zu handeln. Jenes Etwas, das unser Wille angeregt hat, erstirbt im Gehirn, erstirbt im Rückenmark, erstirbt in den Nerven, selbst im kleinsten Ästchen. Der Muskel, welcher nun nicht mehr durch dieses Etwas gereizt wird, hört auf, sich zusammenzuziehen, hört auf, anzuschwellen, hört auf, an der Speiche zu ziehen, und der Unterarm fällt durch sein eigenes Gewicht in seine vorherige, ausgestreckte Haltung zurück und dehnt dabei den Muskel in seine natürliche Länge aus.

18. So weit wären wir nun gekommen; doch sind wir noch fern vom Grunde der Sache. Warum zieht sich denn der Muskel zusammen, wenn jenes Etwas ihn durch die Nerven erreicht? Wir müssen uns mit der Thatsache zufrieden stellen, daß es die Eigenschaft des Muskels ist, sich durch Einwirkung der Nerven zusammenzuziehen. Besitzt der Muskel immer diese Eigenschaft? Nein, nicht immer.

Setzen wir den Fall, wir knüpften einen Bindfaden sehr fest oben um den Arm dicht an der Schulter. Was geschieht dann? Wenn wir ihn fest genug knüpfen (was wir lieber nicht versuchen wollen, um uns nicht zu schaden), so wird der Arm farblos und sehr bald anfangen, kalt zu werden. Er wird starr und nach und nach scheinbar schwer werden; das Gefühl darin wird abstumpfen und nach einiger Zeit gänzlich erlöschen. Versuchen wir, den Arm zu biegen, so wird uns das große Schwierigkeiten bereiten. Und wenn wir uns noch so sehr bemühen, so werden wir den zweiköpfigen Muskel nicht leicht dazu bringen, sich zusammenzuziehen, und zuletzt wird uns dies ganz unmöglich werden. Wir entdecken, daß wir alle Kraft, unsern Arm zu biegen, verloren haben. Dann aber, wenn wir den Bindfaden lösen, werden wir bemerken, daß nach einem sehr unangenehmen Gefühl im Arme die Kraft nach und nach zurückkehrt, der Arm wieder warm wird, die Schwere und Starre verschwindet, das Gefühl zurückkehrt; wir sind wieder imstande, ihn zu biegen, und alles ist wie vorher.

Was geschah, als der Bindfaden fest geknüpft wurde? Die Hauptsache war, daß ein Druck auf die Blutgefäße des Armes ausgeübt und so das Blut in seiner Bewegung gehemmt wurde. Hätten wir, anstatt den Bindfaden um den ganzen Arm zu knüpfen, einen dünneren Faden nur um die Blutgefäße befestigt, so würde das ungefähr dieselbe Wirkung hervorgebracht haben. Wir sahen in den vorigen Abschnitten, wie alle Teile des Körpers mit Blutgefäßen, mit Venen und Arterien, versehen sind. Im Arme befindet sich eine sehr große Arterie, die sich im ganzen Gliede verzweigt. Einige dieser Zweige gehen nach dem zweiköpfigen Muskel. Was wird geschehen, wenn wir nur diese Zweige unterbinden, so fest, daß alles Blut darin stockt, die übrigen Blutgefäße des Armes aber unberührt bleiben? Der Arm an sich wird weder farblos noch kalt, weder dick noch schwer werden, wir werden nicht das Gefühl darin verlieren; dennoch werden wir vergebens versuchen, ihn zu biegen. Der zweiköpfige Muskel kann sich nicht zusammenziehen, obwohl der übrige Teil des Armes in vollster Ordnung ist.

Dies zeigt uns, daß die Fähigkeit des Zusammenziehens, welche ein Muskel besitzt, wenn er dazu veranlaßt wird, verloren gehen und wieder kommen kann, und daß sie verloren geht, sobald das Blut verhindert wird, dem Muskel zuzuströmen. Wird ein Bindfaden um den ganzen Arm befestigt, so geht die Kraft des ganzen Armes verloren. Dieser Verlust an Kraft ist der Anfang des Sterbens, und der Arm würde wirklich ganz sterben oder absterben, wie man sagt, wenn der Bindfaden nicht gelöst würde. Wenn aber nur jene Blutgefäße, die nach dem zweiköpfigen Muskel gehen, unterbunden werden, so stirbt nur der zweiköpfige Muskel ab, während der übrige Teil des Armes seine Lebenskraft behält; das erste Zeichen vom Absterben des zweiköpfigen Muskels ist der Verlust der Fähigkeit, sich, wenn dazu veranlaßt, zusammenzuziehen.

Um also den Arm biegen zu können, müssen wir nicht

nur einen zweiköpfigen Muskel mit seinen Nerven, seinen Sehnen und allen seinen Einrichtungen der Knochen und des Gelenkes haben, sondern der Muskel muß auch mit Blut versorgt sein.

19. Wir gehen nun einen Schritt weiter und fragen: Wodurch verleiht das Blut dem Muskel die Fähigkeit, sich zusammen zu ziehen; mit andern Worten, wodurch erhält es ihn am Leben? Die Antwort hierauf ist sehr leicht zu finden. Wie bezeichnet man diese Fähigkeit des Muskels? Wir nennen sie gewöhnlich Kraft. Wenn jemand den Arm ausgestreckt auf den Tisch legt, mit einem schweren Gewicht in der Hand, und er ist imstande, den Arm zu heben, so sagt man, der ist stark; gelingt es ihm nicht, so heißt es, der ist schwach — stärker oder schwächer, je nachdem das Gewicht schwerer oder leichter ist. In dem einen Fall hat der zweiköpfige Muskel viel Kraft, sich zusammenzuziehen; im anderen wenig Kraft. Versuchen wir einmal herauszufinden, welches das schwerste Gewicht ist, das wir des Morgens, wenn man noch frisch und munter ist, auf diese Weise durch Biegen des Armes aufheben können. Essen wir dann nichts zu Mittag und versuchen am Nachmittag oder Abend, wenn wir müde oder hungrig sind, dasselbe Gewicht auf diese Weise zu heben, so wird uns dies unmöglich sein. Der zweiköpfige Muskel hat einen Teil seiner Fähigkeit, sich zusammenzuziehen, verloren, ist schwächer geworden, als er am Morgen war. Was schwächt ihn? Der Mangel an Nahrung. Aber wie kann die Nahrung den Muskel beeinflussen? Wir thun die Nahrung doch nicht in den Muskel; wir thun sie in den Mund, und von da geht sie in den Magen und in den übrigen Teil des Ernährungskanales und scheint da zu verschwinden.

Wie gelangt die Nahrung in den Muskel? Durch das Blut. Die Nahrung verwandelt sich in Blut. Die Stoffe, welche wir als Nahrung zu uns nehmen, verwandeln sich in andere Stoffe, welche einen Teil des Blutes bilden. Diese Stoffe, dem Muskel zuströmend, geben ihm die Kraft, sich zusammenzuziehen. Und so kommt es, daß uns die Nahrung kräftigt.

20. Aber immer sind wir, Tag für Tag, in gewissen Zwischenpausen, der Nahrung bedürftig. Warum? Weil der Muskel, indem er seine Kraft durch die Nahrung erhält, sie verwandelt und verzehrt und daher immer frisches Blut und neue Nahrung gebraucht. Wir haben in Abschnitt 1 gesehen, daß die Nahrung Brennmaterial ist. Wir haben ferner gesehen, daß der Muskel (wie alle übrigen Teile des Körpers) immer brennt, zwar ohne Flamme, aber dennoch Wärme erzeugend. Das Material, welches er verbrennt, ist nicht trockene Kohle oder Holz, sondern nasses, wässeriges Blut, eine eigene Art von Brennmaterial, für einen besonderen Gebrauch in der Werkstatt des Magens oder sonst wo aus der Nahrung, die durch den Mund dahin gelangt ist, zubereitet. Dies Material wird immer aufgebraucht; es muß immer genügender Vorrat vorhanden sein, damit die Arbeit nicht stille steht. Daher muß immer neues Blut erzeugt werden; daher müssen von Zeit zu Zeit neue Vorräte von Nahrung, aus denen frisches Blut hervorgebracht wird, in den Körper gelangen.

Um also vollständig zu verstehen, was vor sich geht, wenn man den Arm biegt, haben wir noch mehr zu erforschen, als das bisher über Knochen, Gelenke, Muskeln und Nerven Erlernte. Wir müssen auch noch begreifen lernen, auf welche Weise die Nahrung in Blut verwandelt wird, wie das Blut in den Muskel gelangt, was sich im Blute befindet, das den Muskel belebt, ferner was der Muskel verbrennt, und auf welche Weise die Stoffe, welche durch das Verbrennen entstehen, wie Asche, Rauch oder Kohlensäure und das übrige, aus dem Muskel und aus dem Körper entfernt werden.

Nun dürfen wir aber nicht vergessen, daß wir bis jetzt zur Vereinfachung der Sache nur von einem Muskel, nämlich dem zweiköpfigen Muskel im Arme, gesprochen haben. Es gibt aber außer diesem noch eine Menge Muskeln im Körper, wie es auch noch viele Knochen außer denen des Armes und viele Gelenke außer dem Ellbogen gibt. Aber was wir über diesen einen gelernt haben, bezieht sich im allgemeinen auch auf die anderen. Die Muskeln sind verschieden gestaltet, sie ziehen auf verschiedene Weise am Knochen, sie arbeiten mit Hebeln von verschiedener Gattung. Die Gelenke weichen in der Art, wie sie sich bewegen, sehr voneinander ab. Jede Art von Bewegung wird durch die Muskeln hervorgebracht, die manchmal mit und manchmal gegeneinander ziehen. Wenn wir sie jedoch genauer betrachten, so finden wir, daß alle Bewegungen, deren unser Körper fähig ist, auf folgendem beruhen: *Bestimmte Muskelfasern ziehen sich zusammen, verkürzen sich und werden dick, einem gewissen Etwas, welches durch die Nerven zu ihnen gelangt, folgend, so daß sich ihre beiden Enden einander nähern, und um ihnen dies zu ermöglichen, müssen sie immer mit reinem Blute versehen werden.*

Nicht allein die Muskeln, sondern alle übrigen Teile des Körpers stehen in Beziehung zu dem Blute. Ebenso wie der Muskel nicht ohne regelmäßige Zufuhr von Blut arbeiten kann, haben das Gehirn, das Rückenmark und die Nerven fast ein noch stärkeres Bedürfnis nach reinem Blute. Die Schwäche und Ohnmacht, welche wir aus Mangel an Nahrung empfinden, ist ebensowohl oder vielleicht noch mehr eine Schwäche des Gehirns und der Nerven, als der Muskeln. Und noch andere Teile des Körpers, von denen wir später sprechen werden, haben das Bedürfnis nach Blut.

Der ganze Verlauf unseres täglichen Lebens ist in kurzen Worten folgender: Die Nahrung, welche wir zu uns nehmen, verwandelt sich in Blut, das Blut durchströmt in seinem Kreislauf den ganzen Körper, während es durch alle Körperteile dahinschießt, entnehmen sich Muskeln, Gehirn, Nerven und Haut frische Nahrung für ihre Thätigkeit aus dem Blute und geben diejenigen Teile, welche sie nicht mehr brauchen, an das Blut ab. Da alle diese Organe verschiedene Thätigkeiten verrichten, so brauchen manche das auf, was andere abgeben. Außerdem sind Organe im Körper, welche die Thätigkeit des Reinigens ausüben und Stoffe, die nirgends mehr benutzt werden, aus dem Körper entfernen. Auf diese Weise wird das Blut rein und frisch erhalten. Dadurch also, daß das Blut alle Teile des Körpers durchströmt, verrichten alle ihre Thätigkeit: Der Muskel zieht sich zusammen, das Gehirn vermag zu fühlen und zu wollen, die Nerven pflanzen die Empfindung und den Willen fort, alle übrigen Organe des Körpers verrichten ihre eigene Thätigkeit; und so wird der ganze Körper am Leben und gesund erhalten.

IV. Die Beschaffenheit des Blutes.

21. Aus was besteht das Blut, welches so viel vermag? Zum erfolgreichen Studium der Physiologie ist es durchaus nötig, ein gutes Mikroskop handhaben zu können. Beobachten wir zunächst in der feinen durchsichtigen Schwimmhaut eines Froschfußes den Lauf des Blutes durch seine engen Kanäle. Wir sehen ein Netz von zarten Gängen, die dünner sind als unsere Haare, und durch diese Gänge eilt eine sich überstürzende Masse von winzig kleinen, ovalen, gelblich roten Kügelchen. Einige dieser Gänge sind weiter als die anderen, und durch einige der weiteren sehen wir einen dicken Strom dieser Kügelchen vorwärts eilen gegen die engeren Kanäle zu, in denen sie sich verteilen. Die Kügelchen, welche wir sehen, schwimmen in einer Flüssigkeit, die so klar ist, daß wir sie nicht sehen können. Einige der engeren Kanäle sind so eng, daß nur immer eine der Kugeln oder Blutkörperchen, wie wir sie nennen wollen, auf einmal hindurch kann; sehr oft sieht man eine ganze Reihe, eins nach dem andern, sich hindurchdrängen. Verfolgen wir sie auf diesem engen Pfade, so bemerken wir, daß sie zuletzt wieder in weitere Kanäle, ähnlich denen, aus welchen sie kamen, gelangen, dort weiter strömen und plötzlich verschwinden. Die engsten Gänge werden Haargefäße genannt; sie sind durch feine, fast unsichtbare Wände geschützt; sie erscheinen uns nur als Gänge, deren Feinheit uns klar wird, wenn wir bedenken, daß alles dies innerhalb einer Haut vor sich geht, welche so dünn ist, daß wir leicht in Versuchung geraten könnten, zu sagen, sie besitzt überhaupt keine Dicke.

Die stärkeren Kanäle, die das Blut den Haargefäßen zuführen, sind die Ausläufer von Blutgefäßen, welche wir in dem Kaninchen als Arterien kennen lernten, und die anderen stärkeren Kanäle, durch welche das Blut aus den Haargefäßen hinweg eilt, sind die Anfänge der Venen.

Wenn wir nun den Fuß des Frosches genügend beobachtet haben, und darüber nachdenken, so schließen wir, daß fast in jedem Teile unseres eigenen Körpers, in jedem Quadratzentimeter, ja in jedem Quadratmillimeter, etwas ganz ähnliches beobachtet werden kann, wenn es möglich ist, das Mikroskop auch hier anzuwenden; nur sind die Blutkörperchen kleiner und rund, die Haargefäße enger, fast überall dichter aneinander und der Wettlauf ein noch schnellerer. In dem Muskel, von dem wir in den vorigen Abschnitten sprachen, ist jeder der langen zarten Fäden, aus denen der Muskel zusammengefügt ist, von einem dichten Netze dieser winzigen Haargefäße umgeben, durch welche, so lange wir leben, ein schneller Blutstrom eilt, der durch unzählbare Mengen winzig kleiner Blutkörperchen rot gefärbt ist.

In jedem Teile des Fleisches, des Gehirnes, Rückenmarkes, in der Haut, den Knochen, Lungen, in allen Organen und in fast allen Körperteilen strömen rote Blutkörperchen, in durchsichtiger Flüssigkeit schwimmend, eilig durch enge Röhren.

Stechen wir uns in den Finger, so blutet er. Fast jeder Teil des Körpers blutet, wenn wir hineinstechen. So dichtgedrängt sind die Blutgefäße, daß man überall irgend einen kleinen Blutkanal, entweder eine Arterie, Haargefäße oder eine Vene aufschlitzt und das rote Blut herausdringt.

22. Was ist das Blut? Es ist eine Flüssigkeit; es rinnt wie Wasser; doch ist es dicker als Wasser, dicker aus zwei Gründen. Erstens ist das Wasser, wenn es rein ist, ein einheitlicher Stoff. Beobachten wir es durch ein noch

so scharfes Mikroskop, so nehmen wir nichts darin wahr. Es ist außerordentlich durchsichtig — man kann durch eine noch so große Menge reinen Wassers sehr gut durchsehen. Versuchten wir aber selbst durch eine ganz dünne Schicht Blutes, die sich zwischen zwei Glasplatten befindet, zu blicken, so würden wir sehr wenig sehen können; das Blut ist sehr undurchsichtig. Untersuchen wir nun wieder mit dem Mikroskop einen Tropfen unseres Blutes; was sehen wir? Eine Anzahl kleiner, runder Körper, Blutscheiben oder Blutkörperchen (Abb. 4 *A*). Sehen wir genau hin, so bemerken wir, daß die meisten rund sind, wie *B*; von der Seite betrachtet, sehen sie aber wie *C* aus, nicht wie eine Kugel, sondern scheibenförmig und in der Mitte vertieft. Einzeln betrachtet erscheint das Blutkörperchen gelblich gefärbt; eine Masse zusammen aber ist rot. Dies erklärt sich daraus, daß sie überaus klein sind: Zwölfhundert und sechzig, in einer Reihe aneinander gelegt, würden ungefähr die Länge eines Zentimeters ausmachen. Im einzelnen Körperchen kann also nur wenig roter Farbstoff sein und es sieht deswegen einzeln gelblich aus. Wenn wir einen Tropfen Blut in ein Glas Wasser thun, so wird das Wasser nicht rot gefärbt, sondern nimmt nur eine gelbliche Färbung an; so wenig Röte wurde ihm durch den Tropfen Blut mitgeteilt. Ebenso würde eine dünne Schichte von Johannisbeergelée nicht rot, sondern gelblich aussehen.

Diese roten Blutkörperchen sind nicht hart und fest, sondern weich, sehr zart, leicht verletzlich und den winzigsten Stückchen Gelée mehr noch, als irgend etwas anderem ähnelnd; und dennoch vermögen sie den ganzen Druck zu ertragen, den sie erleiden müssen, wenn sie durch den Körper getrieben werden.

Außer diesen roten Körperchen sehen wir bei genauer Betrachtung eine zweite Art von kleinen Körpern im Blute, ein wenig größer als die roten Körper-

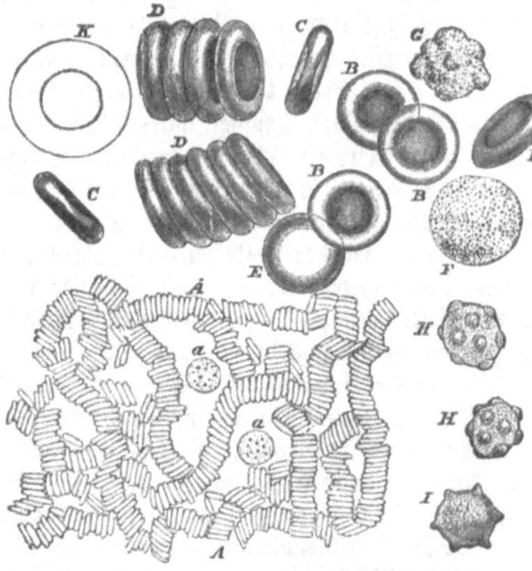

Abbild. 4. — Rote und weiße Blutkörperchen, vergrößert.

A mäßig vergrößert. Die roten Blutkörperchen liegen wie Münzen in Rollen aneinander; *a a* zwei weiße Blutkörperchen.

B Rote Blutkörperchen von der Fläche, *C* von der Seite, *D* in Reihen; *E* rote Blutkörperchen in Wasser aufgequollen.

F weißes Blutkörperchen, wie *B* vergrößert; *G* ein solches mit stumpfen Erhebungen; *K* ein solches, mit Essig behandelt, so daß der Kern sichtbar geworden; *H I* Rote Blutkörperchen mit Fortsätzen und Kerben.

chen, ganz farblos, nicht scheibenförmig und flach, sondern ganz rund wie eine Kugel (Abb. 4, *a, F, G*).

Das heißt, sie sind häufig ganz rund, haben aber die besondere Eigenheit, ihre Gestalt zu verändern. Denken wir uns einen runden Kloß, der so klein ist, daß ungefähr ein tausend zwei hundert derselben neben einander gelegt, das Maß eines Zentimeters ausmachen würden—und daß ferner dieser Kloß, während wir ihn betrachten, sich nach und nach in die Gestalt einer Pyramide, dann in einen Würfel mit abgerundeten Ecken, dann in die Gestalt einer Birne und dann in ein Ding, das gar keine bestimmte Gestalt hat, dann wieder in eine Kugel verwandelte, und diese Veränderungen augenscheinlich ganz von selbst vornähme, während wir hinschauen — würden wir dies nicht sehr sonderbar finden? Die kleinen farblosen Körper im Blute, von denen wir sprechen, und die weiße Blutkörperchen genannt werden, kann man in einem Tropfen Blut, der durch das Mikroskop beobachtet wird, auf solche Weise immer ihre Gestalt wechseln sehen. Über diese weißen Blutkörperchen und ihre wunderbaren Bewegungen werden wir bei späteren, eingehenden Studien in der Physiologie noch mehr lernen.

23. Außer diesen roten und weißen Körperchen können wir im Blute weiter nichts von Wichtigkeit durch das Mikroskop sehen; aber es muß doch noch etwas im Blute vorhanden sein, denn es ist dickflüssiger als Wasser.

Wenn ein Schwein oder Schaf geschlachtet wird, so strömt das Blut aus den Blutgefäßen des Halses ganz flüssig wie Wasser — sobald es aber in einem Eimer aufgefangen oder auf die Steine verspritzt worden ist, wird es ganz fest, so daß man Klümpchen davon nehmen kann. So oft Blut einem lebenden Körper entströmt, wird es nach kurzer Zeit fest. Dieses Festwerden wird Gerinnen des Blutes genannt.

Wodurch gerinnt es? Nehmen wir, während das Blut aus dem Halse des Schweines in den Eimer rinnt und noch ganz flüssig ist, ein Reisigbündel und rühren damit fortwährend im Blute herum, so werden wir natürlich erwarten, daß es bald zu gerinnen beginnt, dicker und dicker wird und das Umrühren immer schwerer fällt. Aber das geschieht nicht; und wenn wir lange genug rühren, so gerinnt es überhaupt nicht. Durch fortwährendes Rühren verhindern wir es am Gerinnen. Nehmen wir nun das Reisigbündel heraus, so finden wir es ganz mit einer dicken rötlichen Masse einer weichen, zähen Substanz bedeckt; und wenn wir Wasser auf dieselbe gießen, so sind wir imstande, die ganze rötliche Färbung wegzuwaschen und es wird nichts zurückbleiben, als eine weiße, weiche, zähe faserige Masse, welche sich in die Zweige des Bündels ganz verwickelt und verwirrt hat. Diese Masse besteht aus einer Menge feiner, zarter, weicher, dehnbarer Fäden oder Fasern und wird Faserstoff genannt.

Hieraus sehen wir, daß durch das Umrühren des Blutes der Faserstoff aus dem Blute entfernt und so das Gerinnen desselben verhindert wird.

Nehmen wir ein Klümpchen ungerührtes Blut aus dem Eimer und waschen dies lang genug, so weicht zuletzt alle Farbe aus dem Klümpchen und es bleibt nichts übrig als eine kleine Menge weißer, zäher Substanz. Diese ist der Faserstoff, dasselbe was an dem Reisigbündel hing.

Wenn das Blut sorgfältig in einem Eimer aufgefangen und nachher nicht wieder aufgerührt wird, gerinnt es zu einer festen Masse. Das ganze Blut scheint sich vollständig in Gelée verwandelt zu haben, und wenn wir es aus dem

Eimer herausschütten, behält es seine Form, eine große, zitternde, rote geléeartige Masse, welche die innere Form des Eimers genau wiedergibt.

Lassen wir aber das Blut mehrere Stunden oder einen Tag in dem Eimer, so werden wir statt einer geléeartigen Masse, welche den Eimer ganz ausfüllt, eine geringere aber festere Masse Gelées erhalten, bedeckt von, oder schwimmend in einer farblosen oder blaßgelb gefärbten Flüssigkeit. Diese geringere, festere Masse Gelées, welche im Laufe des Tages fester und kleiner wird und immer mehr an Umfang verliert, ist immer noch Blutgerinnsel; die klare Flüssigkeit, in welcher sie schwimmt, heißt Blutwasser oder Blutserum.

Folgendes hat stattgefunden: Bald nachdem das Blut dem Körper entströmt ist, bildet sich Etwas darin, was vorher nicht vorhanden war. Dieses etwas, das wir Faserstoff nannten, zeigt sich als eine Menge feiner, zarter Fäden, welche nach allen Richtungen durch die Blutmasse laufen, überall ein dichtes Netzwerk bildend. So wird das Blut in eine ungeheure Anzahl kleiner Kammern oder Zellen, welche durch die Maschen des Faserstoffes gebildet worden sind, eingeschlossen, und dadurch erscheint es geléeartig. Jeder Faden des Fasserstoffes beginnt sich, sobald er gebildet ist, zusammenzuziehen, und das Blut wird in jeder dieser kleinen Kammern durch das Zusammenziehen der Faserstoffwände gepreßt und es versucht einen Ausweg zu finden. Die Körperchen bleiben in den Maschen gefangen, aber der Rest des Blutes dringt durch die Fäden und quillt zu allen Seiten heraus. Und dies geht so fort, bis fast nur noch Körperchen, welche in ein Netzwerk von Faserstoff verstrickt sind, zurückbleiben, alles übrige ist aus dem Gerinnsel herausgepreßt worden und heißt nun Blutwasser.

Das Blutwasser ist also Blut, aus welchem die Körperchen durch den Vorgang des Gerinnens ausgeschieden worden sind.

Nun liegt die Frage sehr nahe, warum das Blut, das doch so leicht gerinnt, nachdem es vergossen ist, nicht auch im Körper gerinnt? Wie kommt es, daß unser Blut immer flüssig ist? Diese Frage ist ziemlich schwierig zu beantworten. Wenn das Blut aus dem warmen Körper ausfließt, so kühlt es sich bald ab. Aber es gerinnt nicht, weil es sich abkühlt, wie dies bei dem gewöhnlichen Gelée geschieht. Erhalten wir es warm, so gerinnt es ebenso, sogar noch schneller, und wird es kalt genug gehalten, gerinnt es gar nicht. Auch gerinnt es nach dem Ausströmen nicht deswegen, weil es nicht mehr durch die Blutgefäße strömt und stille steht, auch nicht, weil es der Luft ausgesetzt ist. Vielleicht wissen wir noch gar nicht genau, warum es gerinnt, und müssen darum noch viel über diesen Vorgang im Blute lernen. Aber soviel steht fest, daß, so lange sich das Blut im Körper befindet, etwas in Thätigkeit ist, um es vom Gerinnen zu bewahren. Es gerinnt zwar manchmal im Körper, wodurch die Blutgefäße verstopft werden; aber dies verursacht eine gefährliche Krankheit.

24. Das Blut ist also dicker als Wasser, weil es Körperchen und Faserstoff enthält. Aber selbst das Blutwasser, d. h. Blut, aus dem die Blutkörperchen sowohl als auch der Faserstoff entfernt sind, ist dicker als Wasser.

Bekannt ist, daß, wenn wir einen Topf voll reinen Wassers kochen, dieses vollständig verdampft und nichts übrig bleibt. Versuchen wir aber einen Topf voll Blutwassers zu kochen, so werden wir sonderbare Dinge sich ereignen sehen.

Erstens gelingt es nicht, es zum Kochen zu bringen. Bevor es denselben Wärmegrad wie siedendes Wasser erreicht, wird das Blutwasser, welches vorher ebenso flüssig wie Wasser schien und sich nur ein wenig klebrig anfühlte, ganz fest werden. Der Unterschied zwischen einem rohen und gekochten Ei ist bekannt. Obwohl das Weiße eines rohen Eies sehr klebrig und zähe ist, so ist es doch flüssig; und es würde eine schwierige Aufgabe sein, es mit einem Messer zu durchschneiden. Hingegen ist das Weiße eines gekochten Eies ganz fest und läßt sich in die dünnsten Scheiben schneiden. Es ist durch das Kochen geronnen.

Das Blutwasser ist in dieser Hinsicht dem Eiweiß sehr ähnlich. Beide enthalten thatsächlich dieselbe Substanz, Eiweißstoff genannt, das jene Eigenschaft des Gerinnens besitzt, wenn es fast bis zum Siedepunkt erhitzt wird. Das Blutwasser, wie auch das Eiweiß sind selbst in geronnenem Zustande feucht, d. h. sie enthalten eine Menge Wasser. Wir können sie aber zu einer durchsichtigen, hornartigen Substanz eintrocknen lassen. Wenn sie ganz trocken sind, verbrennen sie leicht, und sind daher Gegenstände, welche oxydieren können. Im Verbrennen bilden sie Kohlensäure, Wasser und Ammoniak; das letztere ist leicht am Geruch zu erkennen, wenn man ein Klümpchen getrockneten Blutes verbrennt. Wenn also der Eiweißstoff während des Brennens Kohlensäure, Wasser und Ammoniak bildet, so wissen wir aus der Chemie, daß er auch Kohlenstoff enthalten muß, um Kohlensäure zu bilden, Wasserstoff um Wasser und Stickstoff um Ammoniak zu bilden. Sauerstoff braucht das Eiweiß nicht zu enthalten, da es, wie wir wissen, allen Sauerstoff, dessen es bedarf, aus der Luft erhalten kann; dennoch enthält es etwas Sauerstoff.

Der Eiweißstoff ist also ein oxydierbarer oder verbrennbarer Stoff, der aus Stickstoff, Kohlenstoff, Wasserstoff und Sauerstoff besteht.

Es ist wichtig, diese Zusammensetzung des Eiweißstoffes zu kennen; dagegen brauchen wir uns nicht um die genauen Mengen seiner einzelnen Bestandteile zu kümmern. Er ist auf eine ganz wunderbare Weise zusammengesetzt, und eine kompliziertere Substanz als alle diejenigen, welche wir in dem Leitfaden der Chemie kennen gelernt haben. Dieser Eiweißstoff, stark in Wasser verdünnt, bildet das Blutwasser.

Aus was ist nun der Faserstoff zusammengesetzt: er besteht, gleich dem Eiweißstoff, aus Stickstoff, Kohlenstoff, Wasserstoff und Sauerstoff, zwar nicht völlig übereinstimmend mit dem Eiweißstoff, doch sehr nahe verwandt mit demselben. Es gibt noch einen anderen nahen Verwandten der beiden Stoffe, der die gleichen Bestandteile enthält und zusammen mit einer Menge Wasser den Muskel bildet; wieder ein anderer bildet einen Hauptteil der roten Blutkörperchen; und so sind, im ganzen Körper zerstreut, an verschiedenen Stellen nahe Verwandte des Eiweißstoffes, die alle Stickstoff, Kohlenstoff, Wasserstoff und Sauerstoff enthalten, alle verbrennbar sind, und alle im Verbrennen Kohlensäure, Wasser und Ammoniak bilden. Alle diese Verwandten führen einen gemeinschaftlichen Namen, sie werden Eiweißstoffe oder Proteinstoffe genannt.

25. Das Blut ist also dicker als Wasser infolge der Proteinstoffe in den Blutkörperchen, im Faserstoff und im Blutwasser; aber noch aus einem anderen Grunde. Wir wollen vorläufig unser Gedächtnis nicht beschweren mit der Menge von Stoffen, von welchen sich vielleicht je ein paar

Gramm in einem Liter Blutes finden, gleich den geringen Mengen von Gewürz, welche eine Köchin den Speisen beifügt. Dennoch werden wir beim Fortschreiten unserer Studien sehen, daß auch diese, wie so viele unscheinbare Dinge in der Welt, von großer Wichtigkeit sind.

Aber folgende Thatsache ist fest einzuprägen: Nehmen wir etwas getrocknetes Blut und verbrennen es, so vermögen wir das Blut nicht vollständig zu verbrennen, obwohl wir alle Eiweißstoffe verbrennen können. Wir mögen es dem Feuer aussetzen, so lange wir wollen, so bleibt immer eine Menge dessen, was wir in der Chemie als Asche zu bezeichnen gelernt haben, zurück, und untersuchen wir diese Asche, so finden wir, daß sie sehr viele Bestandteile enthält, von denen Schwefel, Phosphor, Chlor, Kalium, Natrium, Calcium und Eisen am reichlichsten vertreten und die wichtigsten sind.

Das Blut ist daher eine ganz wunderbare Flüssigkeit: wunderbar darum, weil sie aus gefärbten Körperchen und farbloser Flüssigkeit zusammengesetzt ist, wunderbar wegen ihres Faserstoffes und der Eigenschaft zu gerinnen, wunderbar wegen der vielen Bestandteile, wegen der Eiweißstoffe, der Asche oder Minerialien und den übrigen Dingen, welche in den Blutkörperchen und dem Blutwasser enthalten sind.

Wir staunen aber nicht mehr darüber, sobald wir sehen, daß das Blut der herumziehende Händler des Körpers ist, bei dem alles, was die verschiedenen Teile des Körpers, die Muskeln, das Gehirn, die Haut, die Lungen, Leber und Nieren brauchen, gekauft und verkauft wird. Was der Muskel braucht, kauft er, wie wir gesehen haben, vom Blute; was er nicht mehr nötig hat, verkauft er wieder dem Blute; und dasselbe geschieht bei jedem Teil oder Organ des Körpers. So lange wir leben, hört dieses Kaufen und Verkaufen nicht auf, und darum ist das Blut in steter Bewegung, immer strömt es rastlos von Ort zu Ort, führt jedem Teile des Körpers die ihm nötigen Dinge zu, und entfernt wieder diejenigen, welche abgenutzt sind. Hört das Blut auf, sich zu bewegen, so ist es zu Ende mit dem Tauschhandel, alle Organe sterben ab, verhungern aus Mangel an der ihnen nötigen Nahrung und ersticken durch den Überfluß an Dingen, deren sie nicht mehr bedürfen.

Wir haben nun zu erforschen, wie es kommt, daß sich das Blut fortwährend bewegt.

V. Auf welche Weise bewegt sich das Blut?

26. Bei Untersuchung der Blutgefäße des Kaninchens haben wir zwei Arten derselben kennen gelernt: 1) die Arterien, welche in einem toten Körper gewöhnlich wenig oder gar kein Blut enthalten, und ziemlich feste, dicke Wände haben; und 2) die Venen, welche gewöhnlich mit Blut gefüllt sind und dünnere und schlaffe Wände haben. Die Arterien öffnen sich gewöhnlich und bleiben offen, wenn sie durchschnitten werden; die Venen fallen zusammen. Je größer die Arterien sind, um so stärker und fester sind sie, und um so größer ist der Unterschied zwischen ihnen und den Venen.

Wir haben ferner die Haargefäße in dem Fuße des Frosches als winzige Kanäle erkannt, mit äußerst dünnen, zarten Wänden, ein enges Netz bildend, in welchem die ganz dünnen Arterien enden und die ganz dünnen Venen beginnen.

Wir haben weiter gelernt, daß durch unseren ganzen Körper ein Netz von Haargefäßen, gleich denen im Fuße des Frosches, ausgebreitet ist; daß auch die Arterien unseres Körpers in Haargefäßen enden und alle Venen in den Haargefäßen ihren Anfang nehmen. In der That gibt es keinen Teil in unserm Körper, eine oder zwei Stellen ausgenommen, ohne ein Netzwerk von Haargefäßen, in welchem sich die Arterien verzweigen und allmählich verlieren, und aus welchem, gleich wie aus vielen Wurzeln, wieder kleine Venen entspringen. An einigen Stellen ist das Netzwerk sehr eng und die Haargefäße liegen näher beisammen, als selbst im Fuße des Frosches; an anderen Stellen ist das Netz weiter und die Haargefäße liegen weiter auseinander; aber mit wenigen Ausnahmen, die wir später kennen lernen werden, sind Haargefäße, Arterien und Venen über den ganzen Körper verteilt. Versetzen wir uns an die Stelle eines kleinen, roten Blutkörperchens, das ganz verlassen in den leeren Blutgefäßen eines toten Körpers sich befindet, eingeengt in der schmalen Röhre eines Haargefäßes, z. B. im zweiköpfigen Muskel des Armes, noch fähig, sich zu bewegen, und bestrebt, den Ort, wo es sich befindet, zu verlassen. Zwei Wege kann es einschlagen. Lassen wir es sich zuerst in der Richtung bewegen, die wir „nach rückwärts" bezeichnen wollen. Indem es sich durch den engen Gang der Haargefäße durchdrückt, kommt es jeden Augenblick an den Öffnungen anderer eben so enger Haargefäße vorüber. Endlich erweitert sich der Weg, das Körperchen hat mehr Raum zu seiner Wanderung, und an je mehr Öffnungen es vorüber kommt, um so weiter wird der Kanal, durch den es seinen Weg sucht. Die Wände des Kanales werden immer dicker, und ihre Dicke und Festigkeit beweist uns, daß sich das Körperchen schon in einer Arterie befindet, deren Inneres zart und weich ist. Im Weiterwandern kommt es an Öffnungen von verschiedenen Kanälen vorüber, die Abzweigungen werden aber immer spärlicher. Manchmal ist der Kanal, in welchen eine solche Öffnung führt, enger, manchmal weiter oder von derselben Größe, wie der, in welchem das Körperchen sich befindet. Manchmal ist aber die Öffnung so viel weiter, daß sie unmöglich eine Einmündung in unseren Kanal sein kann. Vielmehr wird uns klar, daß dies die Einmündung aus unserem engen Seitenkanal in einen Hauptkanal ist. Durch jede Vereinigung mit einem anderen Kanal wird der unserige regelmäßig weiter und behält dann dieselbe Weite bei, bis er mit dem nächsten zusammentrifft. Das Blutkörperchen kommt auf seiner Wanderung endlich in einen großen Kanal, der so weit ist, daß das kleine Körperchen ganz verloren darin erscheint; es befindet sich nun in der Hauptarterie des Armes. Nachdem es sich auch durch diese durchgearbeitet hat und noch an einigen zum größten Teil weiten Öffnungen vorübergekommen ist, stürzt es plötzlich in einen Raum, der ungleich größer ist als die bisherigen Arterien. Es ist die Aorta, die größte aller Arterien; noch ein wenig weiter, und das Blutkörperchen ist im Herzen.

Verfolgen wir nun das Blutkörperchen wieder zurück durch die Aorta, die Hauptarterie des Armes, und immer weiter durch die enger und enger werdenden Kanäle, bis es wieder an den Punkt seines Ausganges gelangt und sich nun in entgegengesetzter Richtung durch die Haargefäße einen Weg sucht; es kommt, ähnlich wie vorher in weitere und weitere Kanäle, nur mit dem Unterschied, daß, obwohl das Innere der Gänge so weich wie in den vorigen ist, die Wände lange nicht mehr so dick und fest sind. Daraus schließen wir, daß das Blutkörperchen sich nun in den Venen, nicht in den Arterien befindet. Noch etwas trifft es auf seinem neuen Wege an, was in den Arterien, ausgenommen vielleicht ganz nahe am Herzen, nicht vorhanden war. In den Venen finden wir von Strecke zu Strecke Klappen, von einer gewissen Ähnlichkeit mit jenen allbekannten Uhrtaschen, die man über dem Bette hängen hat. Diese Klappen, die mit der Öffnung dem Herzen zugewendet sind, bestehen aus einem dünnen aber festen Häutchen. In den kleineren Venen finden wir manchmal eine einzelne taschenförmige Klappe, manchmal zwei oder selbst drei nebeneinander; dicht nach jeder Klappe wird man gewöhnlich die Vereinigung von zwei Venen finden.

So ist, außer diesem Unterschiede, der Weg durch die Venen dem durch die Arterien sehr ähnlich; zuletzt begleiten wir das Blutkörperchen in eine große Ader, die Hohlvene genannt, und zwar die obere Hohlvene — denn es gibt zwei große Hohlvenen, obgleich nur eine Aorta —; von hier aus ist das Blutkörperchen mit seinem nächsten Schritt wieder in dem Herzen. So können wir also von den Haargefäßen aus (seien es nun die Haargefäße des Armes, welche wir als Beispiel annahmen, oder die eines andern Körperteiles) in das Herz gelangen, einerlei ob unser Weg durch die Arterien oder durch die Venen führt.

Bevor wir nun weiter gehen, müssen wir das Herz selbst kennen lernen.

27. Hierzu holen wir uns vom Fleischer das Geschlinke eines Schafes; der Haken, an welchem es gewöhnlich in dem Laden hängt, geht durch die Luftröhre. Die Luftröhre des Schafes ist gleich der des Kaninchens ganz aus knorpeligen Ringen zusammengesetzt, nur daß dieselben größer und gröber sind. Unterhalb der Luftröhre befinden

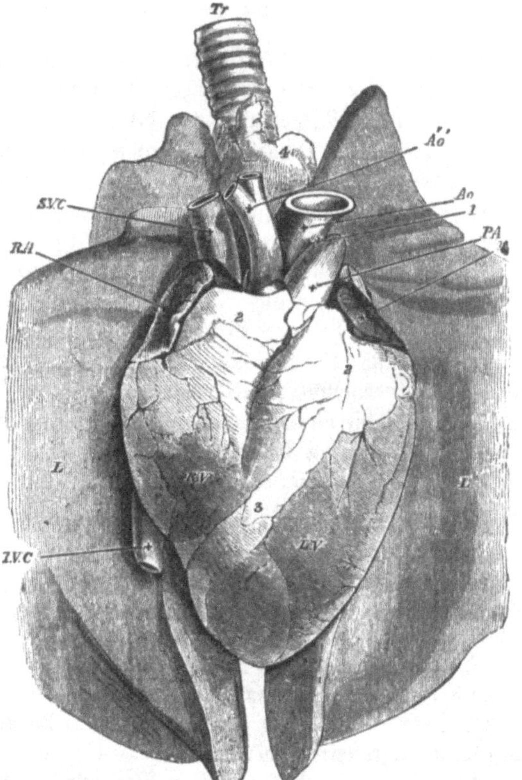

Abb. 5. — Schafherz, nach Entfernung des Herzbeutels mit den Lungen aus dem Körper genommen.

RA rechter Vorhof oder Ohr; *LA* linker Vorhof; *RV* rechte Kammer; *LV* linke Kammer; *SVC* obere Hohlvene; *IVC* untere Hohlvene; *PA* Lungenarterie; *Ao* Aorta; *A'o'* unbenannter Ast der Aorta, welcher sich in die Unterschlüsselbein- und die Halsarterie teilt; *L* Lunge; *Tr* Luftröhre; *I* oft vorhandenes, strangförmiges Überbleibsel der einst bestehenden offenen Verbindung zwischen Lungenarterie und Aorta; 2 Fettmassen am Grunde der Kammern, wodurch der größte Teil der Vorkammern verdeckt wird; 3 Fettstreif längs der Grenze der beiden Kammern; 4 Fettmasse auf der Luftröhre.

sich die schwammigen Lungen, und zwischen diesen liegt das Herz, das umgeben ist von einer Haut, welche es verdeckt. An Lungen und Herz hängt die große Masse der Leber. Wir schneiden zunächst die Leber und die Haut — Herzbeutel genannt —, welche das Herz umgibt, weg und breiten die Lungen mit dem Herzen dazwischen auf einem Tische aus. Wir sehen dasselbe ungefähr in Abb. 5 dargestellt. Könnten wir in unsere eigene Brusthöhle schauen, so würden wir Lungen und Herz in ähnlicher Weise liegen sehen.

Fassen wir nun das Herz an — und wer Physiologie treiben will, muß solche Dinge anfassen —, so ist es nicht schwierig, die großen, gelblichen Röhren, in der Abbildung mit *A o* und *A' o'* bezeichnet, zu finden. Wir sehen, was für dicke feste Wände sie haben und wie sie weit offen stehen. *A o* ist die Aorta und *A' o'* ist ein großer Zweig der Aorta, der nach dem Kopf und Hals auf einer Seite führt, vielleicht ist es jener Zweig, durch den wir das Blutkörperchen verfolgten. Würden wir einen Draht durch *A' o'* führen, so wäre es uns möglich, ihn durch *A o* oder umgekehrt wieder heraus zu bringen. Was stellt aber *P A.* vor, das der Aorta so ähnlich sieht, obgleich wir finden werden, daß es in keiner Verbindung mit ihr steht. Wir können nicht einen Draht aus der Aorta durch *P. A.* führen. Es ist auch eine Arterie, die Lungenarterie, welche wir später vornehmen werden.

Was ist das auf der Abbildung mit *S. V. C.* und *J. V. C.* Bezeichnete? Dies ist etwas schwerer herauszufinden, und wir werden gleich sehen, warum. Es sind die großen Venen des Körpers. *S. V. C.* ist die obere Hohlvene, welche durch das Zusammentreffen aller Venen des Kopfes, Halses und der Arme gebildet wird. *J. V. C.* ist die untere Hohlvene, die aus der Vereinigung aller Venen des Rumpfes und der Beine entsteht. Da sie Venen sind, so haben sie dünne, schlaffe Wände, die zusammenfallen, so daß sie als kleine Hautfalten erscheinen, deren Eingang schwer zu finden ist. Aber wenn wir die Öffnungen gefunden haben, sehen wir, daß wir sie beträchtlich ausweiten können und daß ihre Wände, obwohl viel dünner wie die der Aorta, ja so dünn, daß sie fast durchsichtig scheinen, dennoch fest sind. Stecken wir einen Federstiel oder ein dünnes Stäbchen durch eine der Venen, so finden wir, daß sie beide gerade in die Mitte des Herzens zu führen scheinen. Mit etwas Vorsicht kann man ein Stäbchen durch *J. V. C.* führen, so daß es am Ende von *S. V. C.* wieder heraus kommt. Natürlich ist vorausgesetzt, daß diese beiden Venen kurz abgeschnitten sind.

28. Bevor wir nun in unserer Untersuchung des Schafherzens weiter gehen, haben wir den ganzen Blutumlauf im Körper kennen zu lernen, wie er in Abb. 6 dargestellt ist. Dabei ist zu bemerken, daß diese Zeichnung eine sogenannte schematische Figur und kein Bild ist; sie stellt nicht die Art und Weise, in welcher die Blutgefäße wirklich in unserem Körper angeordnet sind, dar, sondern der ganze Blutumlauf ist zum leichteren Verständnis auf ein paar Hauptlinien reduziert.

In der Mitte der Figur ist das Herz. Dieses ist, wie wir sehen, durch eine senkrechte Wand in zwei Hälften geteilt, eine rechte und eine linke Hälfte. Jede Hälfte besteht ferner aus zwei Kammern, einer oberen und einer unteren, welche aber nicht vollständig getrennt sind; so haben wir im ganzen vier Kammern, zwei obere, auf jeder Seite eine, mit *R. A.* und *L. A.* bezeichnet; diese heißen die rechte und linke Vorkammer, und aus zwei

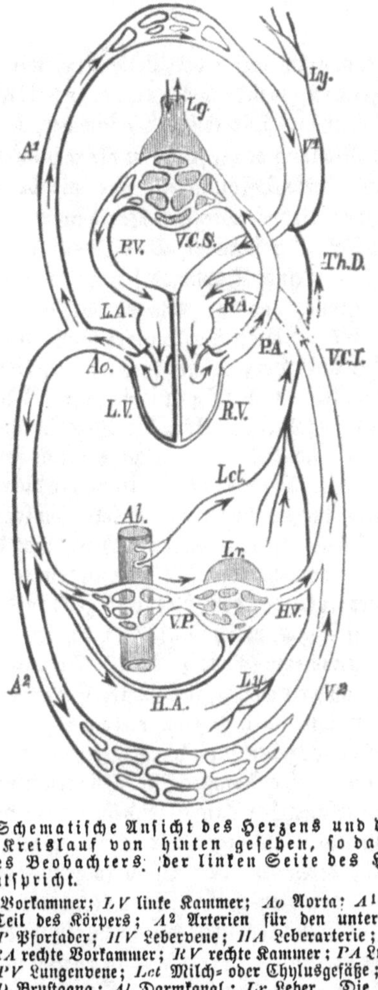

Abb. 6. – Schematische Ansicht des Herzens und der Gefäße mit dem Kreislauf von hinten gesehen, so daß die linke Seite des Beobachters der linken Seite des Herzens im Bilde entspricht.

LA linke Vorkammer; *LV* linke Kammer; *Ao* Aorta; A^1 Arterien für den oberen Teil des Körpers; A^2 Arterien für den unteren Teil des Körpers; *VP* Pfortader; *HV* Lebervene; *HA* Leberarterie; *VCI* untere Hohlvene; *RA* rechte Vorkammer; *RV* rechte Kammer; *PA* Lungenarterie; *Lg* Lunge; *PV* Lungenvene; *Lct* Milch- oder Chylusgefäße; *Ly* Lymphgefäße; *Th D* Brustgang; *Al* Darmkanal; *Lr* Leber. Die Pfeile deuten die Richtung des Laufes des Blutes u. s. w. an.

unteren Kammern, auf jeder Seite eine, mit *R. V.* und *L. V.* bezeichnet, welche die rechte und linke Herzkammer heißen. Die rechte Vorkammer, *R. A.*, öffnet sich in der Richtung des Pfeiles in die rechte Herzkammer, *R. V.*, und diese Öffnung ist, wie wir bemerken, mit einer Klappe versehen. Die linke Vorkammer, *L. A.*, öffnet sich in die linke Herzkammer, *L. V.*, und diese Öffnung ist ebenfalls mit einer Klappe versehen; es würde uns nur auf einem großen Umwege gelingen, aus der rechten Vorkammer oder der rechten Herzkammer in die linke Vorkammer oder die linke Herzkammer zu gelangen. Versuchen wir einmal den Weg auf der Figur zu machen. Beginnen wir mit den zwei Röhren, welche die Bezeichnung *V. C. S.* und *V. C. J.* haben, deren Wände durch feine Linien angegeben sind. Diese beiden öffnen sich in die rechte Vorkammer. Es sind die obere und untere Hohlvene, die wir eben am Schafherzen gefunden haben. Aus der rechten Vorkammer kommen wir mit Leichtigkeit in die rechte Herzkammer; von da, dem Pfeile folgend, geht der Weg gerade in die Röhre, welche mit *P. A.* bezeichnet ist. Dies ist die Lungenarterie (Abb. 5, *P. A.*). Dringen wir durch diese Lungenarterie weiter, so kommen wir an die Lungen, und nachdem wir durch Zweige, welche auf der Zeichnung Abb. 6 nicht angegeben sind, durch Arterien, welche kleiner und kleiner werden, gekommen sind, befinden wir uns zuletzt in den Haargefäßen der Lunge. Indem wir uns durch diesen Weg durchwinden, gelangen wir in Venen und nach und nach in größere Venen; dem Pfeile folgend, befinden wir uns in einer von vier großen Venen (von denen nur eine in der Figur abgebildet ist), die in die linke Vorkammer führt. Von der linken Vorkammer ist es nun nur noch ein Sprung in die linke Herzkammer. Von der linken Herzkammer öffnet sich der Weg, wie der Pfeil anzeigt, in die Arterie *Ao*. Dies soll die Aorta darstellen, die wir am Herzen des Schafes gesehen haben (Abb. 5, *Ao.*). Sie ist der Einfachheit halber so dargestellt, als ob sie sich nur einmal verzweigte, während wir schon gelernt haben und nicht vergessen dürfen, daß sie sich nicht auf diese Weise teilt, sondern daß eine Menge Zweige von verschiedener Größe von ihr ausgehen. Nehmen wir nun die Figur wie sie ist und gehen durch A^1. Dem Pfeile folgend und durch Arterien, die kleiner und kleiner werden, kommend, erreichen wir zuletzt irgendwelche Haargefäße in der Haut, in einem Muskel oder in einem Knochen, im Gehirn, fast überall, wo wir im Oberkörper wollen. Aus den Haargefäßen gelangen wir in Venen, welche, mit anderen zusammentreffend, stärkere und stärkere Stämme bilden und uns zuletzt an den Punkt, von dem wir zuerst ausgingen, an die obere Hohlvene, *V. C. S.*, bringen. Hätten wir den anderen Weg eingeschlagen, A^2, so würden wir durch Haargefäße irgendwo im Unterkörper gekommen und durch die untere Hohlvene, *V. C. J.*, anstatt durch die obere Hohlvene zurückgekehrt sein. Der Blutstrom, der von der rechten Vorkammer ausgeht, gelangt immer, welchen Weg er auch einschlägt, wieder in die rechte Vorkammer zurück; der ganze Blutumlauf vollzieht sich in folgender Ordnung: Rechte Vorkammer, rechte Herzkammer, Lungenarterie, Arterien, Haargefäße und Venen der Lunge, Lungenvene, linke Vorkammer, linke Herzkammer, Aorta, Arterien, Haargefäße und Venen irgendwo im Körper und schließlich entweder obere oder untere Hohlvene.

Dabei ist noch etwas zu bemerken. Unter den vielen

großen Zweigen der Blutgefäße, die von der Aorta nach dem unteren Teile des Körpers ausgehen, und die auf Fig. 6 nicht mit abgebildet sind, sind zwei Äste, welche besondere Aufmerksamkeit verdienen und sich auch in unserer Figur finden.

Der eine starke Zweig führt das Blut nach der Röhre *A. L.*, welche auf der Zeichnung Magen, Eingeweide und einige andere Organe darstellen soll. Dieser Zweig teilt sich, gleich allen anderen Zweigen der Aorta, in kleine Arterien, die wieder zusammen Haargefäße, Venen, und zuletzt eine große Vene bilden, welche auf der Figur mit *V. P.* bezeichnet ist und Pfortader heißt. Das Merkwürdige dabei ist nun, daß diese Vene nicht gleich allen anderen sich direkt mit der Hohlvene verbindet, sondern nach der Leber geht, wo sie sich in kleinere und kleinere Venen teilt, bis sie sich in der Leber gänzlich in ein Gewebe von Haargefäßen auflöst. Diese Haargefäße bilden nochmals Venen, und zuletzt den großen Stamm, Lebervene *H. V.*, genannt, welche direkt in die Hohlvene mündet, was schon die Pfortader hätte thun sollen.

Der andere Zweig der Aorta, von dem wir gesprochen, geht direkt nach der Leber und heißt die Leberarterie *H. A.*; in der Leber zerteilt er sich in kleine Arterien, dann in Haargefäße, welche sich vermischen mit den Haargefäßen der Pfortader und zusammen ein System bilden, aus welchem die Lebervenen entspringen. So sehen wir nun, daß es für ein Blutkörperchen, welches durch den unteren Zweig A^2 der Aorta seinen Weg nimmt, einen großen Unterschied ausmacht, ob es sich dem Zweige zuwendet, welcher nach dem Darmkanal führt, oder ob es z. B. direkt in einen Zweig geht, der nach irgend einem Teil des Beines führt. In letzterem Falle ist es, nachdem es durch

Haargefäße gekommen ist, bald zurück in der Hohlvene und auf dem Wege zum Herzen. Aber wenn es sich nach dem Darmkanal wendet, so finden wir, daß es, nachdem es durch Haargefäße und in die Pfortader gekommen ist, noch durch andere Haargefäße in der Leber zu gehen hat, bevor es durch die Lebervene in die Hohlvene gelangt.

Dies ist also die Zirkulation des Blutes. Rechte Seite des Herzens, Lungenarterie, Haargefäße der Lunge, Lungenvene, linke Seite des Herzens, Aorta, irgendwo Haargefäße, letzteres manchmal an zwei, manchmal an einer Stelle, Hohlvene, und wieder die rechte Seite des Herzens. Ein Blutkörperchen kann nicht von der rechten nach der linken Seite des Herzens gelangen ohne durch die Haargefäße der Lungen gekommen zu sein. Es kann nicht von der linken nach der rechten Seite des Herzens gelangen, ohne durch Haargefäße irgendwo im Körper gekommen zu sein; und wenn es sich nach dem Magen wendet, so hat es sogar zwei Strecken von Haargefäßen zu durchwandern.

Wir sehen nun, daß wir in Wahrheit zwei Herzen haben, die zu einem verbunden sind. Wenn wir mit großer Geschicklichkeit zu Werke gingen, so würde es uns gelingen, das Herz zu teilen und die beiden Seiten voneinander zu trennen und dann würden wir ein Herz haben, welches alle Venen des Körpers (ohne Lunge) in sich aufnimmt und alle seine Arterien (Zweige der Lungenarterie) den Lungen zusendet, und ein anderes Herz, welches alle Venen von den Lungen aufnimmt und seine Arterien (Zweige der Aorta) über den ganzen übrigen Körper verbreitet. Wir haben also einen doppelten Blutlauf, einen durch die Lungen, den anderen durch die übrigen Teile des Körpers; beide verbinden sich miteinander. Sehr oft wird von diesen zwei Blutläufen wie von zwei Kreisläufen gesprochen, und da die Lungen so viel kleiner als der übrige Teil des Körpers sind, so wird der Kreislauf, welcher durch die Lunge geht, der kleine, und jener durch den übrigen Körper, der große Kreislauf genannt. Man darf aber nie vergessen, daß es in Wahrheit nur einen einheitlichen Kreislauf gibt, und daß großer und kleiner Kreislauf gewissermaßen nur zwei Halbkreise des ganzen Kreislaufes darstellen, welche durch das linke und das rechte Herz miteinander verbunden sind.

29. Wir haben soeben gelernt, daß der Kreislauf des Blutes immer in einer Richtung, von der rechten Kammer des Herzens nach dem linken Vorhof, aus den Arterien in die Venen vor sich geht, in der Richtung der Pfeile auf Abb. 6. Das Blut kann nicht in entgegengesetzter Richtung strömen. Warum läuft es nur in dieser bestimmten Richtung? Warum kann es nicht die entgegengesetzte einschlagen?

Der Grund hiervon ist teilweise im Herzen, teilweise in den Venen zu suchen.

Das Blut läuft durch die Venen nur von den Haargefäßen nach dem Herzen. Warum nicht umgekehrt? Wir erinnern uns wohl noch an die kleinen, taschenförmigen Klappen, welche sich hier und da, manchmal alleinstehend, manchmal zwei oder drei beisammen in den Venen befinden. Wir erinnern uns ferner, daß die Öffnungen der Taschen immer dem Herzen zugewandt sind. Stellen wir uns eine Menge kleiner Blutkörperchen vor, welche dem Herzen zueilen. Kommen sie an eine dieser Klappen, so drücken sie dieselbe einfach platt und gleiten über sie hinweg, fast ohne zu merken, daß sie vorhanden ist. Aber stellen wir uns vor, sie strömten den Weg zurück, von dem Herzen nach den Haargefäßen. Kommen sie nun an den offenen Mund einer taschenförmigen Klappe, so werden einige der Blutkörperchen sicher hineingeraten, die Klappe wird sich ausbauchen, und je mehr sie sich so erweitert, um so mehr Blut wird hineinlaufen, bis sie zuletzt so voll Blut ist, daß sie sich gegen die andere Seite der Vene preßt, wovon Abb. 7 den Beginn zeigt; wenn an einer Stelle zwei oder drei Klappen beisammen sind, werden sie diese Funktion gemeinschaftlich verrichten. Auf diese Weise wird die Vene ganz versperrt. Wer dies bezweifelt, der verfertige aus einem Stück Seide

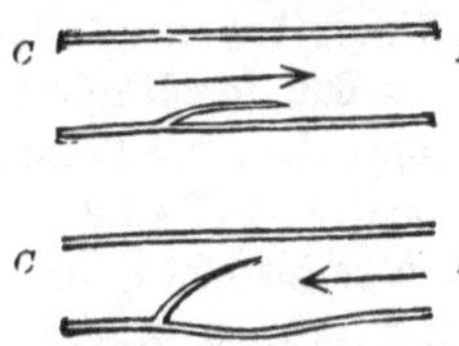

Abb. 7. — Schematische Durchschnitte von Venen mit Klappen.

In der oberen Zeichnung wird vorausgesetzt, daß das in der Richtung des Pfeiles fließende Blut zum Herzen fließt; umgekehrt in der unteren. *C* Seite der Haargefäße. *H* Seite des Herzens.

oder Baumwolle eine Uhrtasche, befestige sie an ein Stück starkes Papier, rolle dieses Papier zusammen, daß es eine Röhre bildet und die Klappe sich innen befindet. Läßt man nun einige Erbsen durch die Röhre hinablaufen, so werden sie, wenn die Öffnung der Tasche nach unten gerichtet ist, ohne Hindernis hindurch kommen; dreht man aber die Röhre um und versucht dann die Erbsen hinabfallen zu lassen, so wird der Weg durch die Röhre bald versperrt sein, und rollt man sie vorsichtig auf, so wird man die Uhrtasche von Erbsen angefüllt finden.

Die Klappen in den Venen lassen also das Blut ungehindert aus den Haargefäßen nach dem Herzen fließen, aber nicht umgekehrt. Wenn man den Arm entblößt, so kann man einige Venen unter der Haut durchschimmern sehen; das Blut darin läuft von der Hand nach der Schulter zu. Fahren wir nun mit dem Finger auf einer dieser Venen rückwärts gegen die Hand zu, so schwillt die Vene an, und sehen wir genau hin, so können wir hier und da kleine Knoten bemerken, welche durch die Ausbauchung der taschenförmigen Klappen verursacht werden. Fahren wir mit dem Finger gegen den Ellbogen zu, so können wir die Vene leicht entleeren, und verhindert man mit einem anderen Finger, daß neues Blut von hinten, d. h. von der Hand aus zuströmt, so wird sie lange leer bleiben.

So ist das Vorhandensein der Klappen in den Venen eine der Ursachen, warum das Blut in einer bestimmten Richtung fließt; andere Ursachen, und zwar die hauptsächlichsten, sind im Herzen zu suchen.

Wir wollen nun zu der Betrachtung des Schafherzens zurückkehren.

30. Die Darstellung des Blutumlaufs (Abb. 6) hat uns gelehrt, daß sich die obere und untere Hohlvene in die rechte Vorkammer öffnen. Schneiden wir diese beiden Venen am Herzen des Schafes auf, so finden wir, daß sie mit getrennten Öffnungen in einer kleinen Höhle enden; das Innere derselben ist fast überall weich und die Wände, welche, wie wir gleich sehen werden, aus Muskeln bestehen, sind nicht sehr dick. Diese kleine Höhle ist die rechte Vorkammer, auf Abb. 8 mit *R A* bezeichnet; hier sind die großen Venen nicht aufgeschnitten, aber die Vorderseite der Vorkammer ist weggeschnitten. In dieser Vorkammer befindet sich, außer den Öffnungen, welche in die beiden großen Venen führen, und einer anderen, welche einer Vene angehört, die aus dem Herzen selbst kommt (Abb. 8, *b*), noch eine ganz große Öffnung, welche gerade nach unten

führt und durch die man drei Finger stecken kann. Das ist die Öffnung nach der rechten Herzkammer, und es ist nicht schwer, mit den Fingern von der Vorkammer aus in die Herzkammer und wieder zurückzufahren.

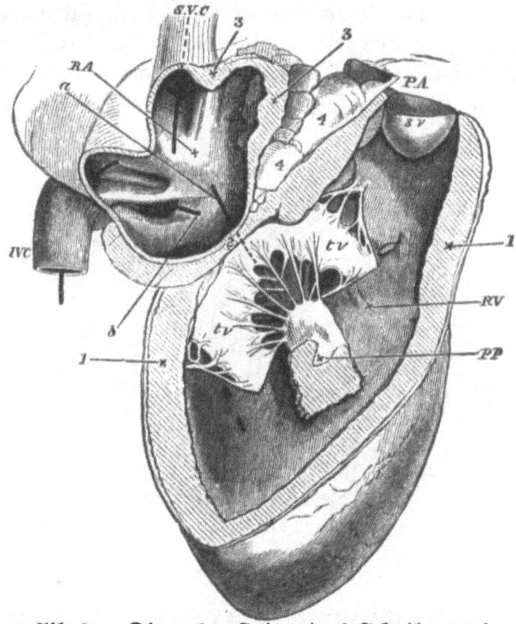

Abb. 8. — Die rechte Seite eines Schafherzens.

RA Höhlung der rechten Vorkammer; *SVC* obere Hohlvene; *IVC* untere Hohlvene. Durch beide ist je ein dünnes Stück Fischbein gesteckt; *a* ein Fischbeinstab von der Vorkammer zur Kammer durch die beide verbindende Öffnung; *b* ein Fischbeinstab durch die Kranzvene; *RV* Höhle der rechten Kammer; *tv* zwei Lappen der dreizipfligen Klappe. Hinter beiden ist der dritte Lappen angedeutet, indem zwischen ihnen das Fischbein *a* durchgeht. *PP* ein Papillarmuskel mit seinen Sehnen, den cordae tendineae. Nach oben geht die Kammer trichterförmig in die Lungenarterie *PA* über. Eine der Taschen der halbmondförmigen Klappe *sv* ist ganz sichtbar, eine andere teilweis.

1 Querschnitt der Herzkammer-Wand; 2 Wand zwischen Kammer und Vorkammer; 3 Wand der Vorkammer; 4 Fettmasse zwischen Vorkammer und Lungenarterie.

Nimmt man aber das Herz in die eine Hand, kehrt die Vorkammer nach oben und versucht, etwas Wasser in die Herzkammer hinein zu gießen, so werden die ersten paar Löffel voll ganz gut hineinlaufen, dann aber bemerkt man, wie eine dünne Haut in die Öffnung gleitet und den Eingang aus der Vorkammer in die Herzkammer ganz versperrt; das Wasser wird sogleich die Vorkammer anfüllen und überfließen. Betrachtet man diese Haut

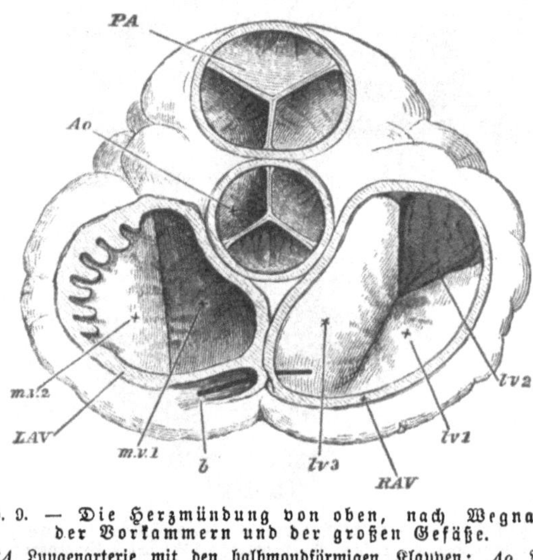

Abb. 9. — Die Herzmündung von oben, nach Wegnahme der Vorkammern und der großen Gefäße.

PA Lungenarterie mit den halbmondförmigen Klappen; *Ao* Aorta ebenso; *RAV* Mündung der rechten Vorkammer in die Kammer mit den drei Zipfeln (*lv* 1, 2, 3) der dreizipfligen Klappe: *LAV* Mündung der linken Vorkammer in die linke Kammer mit *mv* 1 und 2, den Lappen der Mitralklappe; *b* ein Stäbchen, eingeführt in die Kranzvene.

sorgfältig, wenn man sie herauswendet, so wird man beobachten, daß sie aus drei Stücken zusammengesetzt ist, wie Abb. 9 (*lv.* 1, *lv.* 2, *lv.* 3) zeigt. Diese aus drei Stücken bestehende Klappe zwischen der rechten Vorkammer und der Herzkammer wird die **dreizipflige** genannt.

Warum sie so heißt, wird man verstehen, wenn man die rechte Herzkammer öffnet, indem man mit einer Schere an der Seite des Herzens entlang von der Vorkammer in die Herzkammer schneidet, oder indem man die Vorderseite der Herzkammer wegschneidet, wie Abb. 8 darstellt. Wir werden dann sehen, daß die Klappe aus drei kleinen, dreiecki-

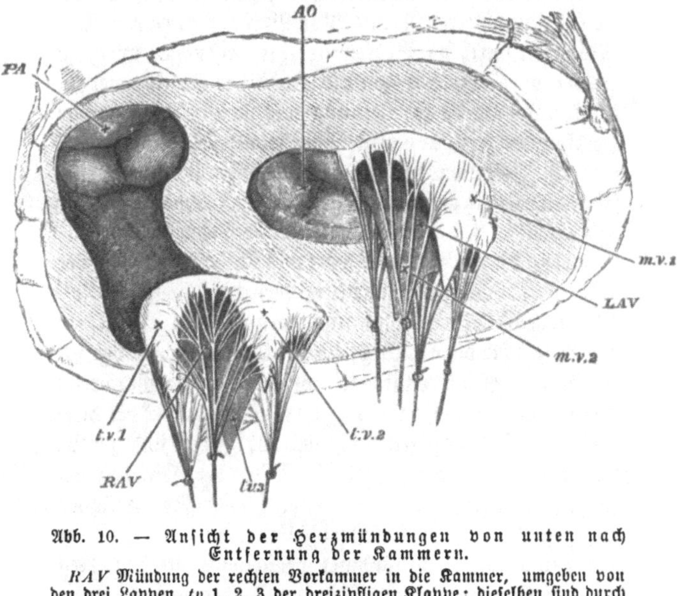

Abb. 10. — **Ansicht der Herzmündungen von unten nach Entfernung der Kammern.**

RAV Mündung der rechten Vorkammer in die Kammer, umgeben von den drei Lappen, *tv* 1, 2, 3 der dreizipfligen Klappe; dieselben sind durch Gewichte angespannt, welche an den cordae tendineae befestigt sind. *LAV* Mündung der linken Vorkammer in die linke Kammer mit den beiden Lappen, *mv* 1 und 2, der Mitralklappe; *PA* Lungenarterie mit geschlossenen halbmondförmigen Klappen; *Ao* Mündung der Aorta mit ihren halbmondförmigen Klappen. Der schattierte Teil von *RAV* zu *PA* ist der trichterförmige Raum in Abb. 8.

gen Lappen besteht, welche um den Rand der Öffnung herum aneinanderwachsen und deren Spitzen in die Höhle der Herzkammer hinabhängen. (Abb. 10, *t. v.* 1, 2, 3.) Sie hängen aber nicht ganz lose, sondern dünne feine Fäden sind mit dem einen Ende an den Seiten der Lappen, mit dem anderen an den Wänden der Herzkammer und oft an kleine fleischige Vorsprünge, Papillarmuskeln genannt, befestigt. (Abb. 8 *P. P.*)

Wie wirken diese Klappen? In folgender Weise: Wenn die Herzkammer leer ist, und Blut, Wasser oder eine sonstige Flüssigkeit durch die Vorkammer hineingegossen wird, so werden die Klappen gegen die Wand der Herzkammer gedrückt und dann ist die Öffnung aus der Vorkammer in die Herzkammer groß und weit. Aber sobald sich die Herzkammer füllt, so kommt das Blut oder Wasser hinter die Zipfel und treibt sie aufwärts gegen die Vorkammer. Je mehr Flüssigkeit in der Herzkammer, um so höher kommen sie und wenn die Herzkammer ganz voll ist, so treffen sie in der Mitte der Öffnung zusammen und versperren diese gänzlich. Aber warum kehren sie sich nicht ganz um und eröffnen so den Weg noch oben? Wegen jener kleinen Fäden (der sogenannten cordae tendineae), welche sie an die Wände der Herzkammer befestigen. Die Zipfel gleiten zurück bis diese Fäden straff angezogen sind, und die Fäden sind gerade lang genug, um die Zipfel die Mitte der Öffnung erreichen zu lassen, aber nicht weiter. Je straffer die Fäden angezogen sind, um so fester schließen die Zipfel aneinander und um so vollständiger verschließen sie den Weg aus der Herzkammer zurück in die Vorkammer.

Die dreizipflige Klappe läßt also das Blut ungehindert aus der rechten Vorkammer in die rechte Herzkammer strömen, verhindert aber, daß es aus der Herzkammer in die Vorkammer strömt.

31. Betrachten wir nun die Höhle der Herzkammer. Ihre Wände sind fleischig, d. h. muskulös und wir bemerken, daß sie viel fester und dicker sind, als die der Vorkammer. Außer der Öffnung nach der Vorkammer befindet sich noch eine zweite am oberen Ende der Herzkammer neben der ersteren. Steckt man einen Federhalter oder den Finger durch diese zweite Öffnung, so findet man, daß sie in das große Blutgefäß führt, welches wir als die Lungenarterie kennen gelernt haben (Abb. 5. *P. A.*).

Nun wollen wir die Lungenarterie mit einer Schere aufschneiden, wie Abb. 8, *P. A.* zeigt. Sogleich bemerkt man aber die Linie, wo das rote weiche Fleisch der aus Muskeln bestehenden Herzkammer aufhört und die gelbliche festere Masse, aus der die Arterie besteht, beginnt. Gerade an diesem Punkte befindet sich eine Reihe von drei (vielleicht haben wir eine davon zerschnitten) wunderschönen taschenförmigen Klappen, von derselben Art, wie jene in den Venen, nur größer und vollendeter. Diese heißen die **halbmondförmigen Klappen**, weil jede Tasche die Gestalt eines Halbmondes hat. Bauscht man sie sorgfältig auf, so sieht man, wie zart und doch wie fest sie sind. Ihre Anwendung und ihren Nutzen erkennen wir sofort. Sie sind dazu da, um das Blut aus der Herzkammer in die Lungenarterie strömen zu lassen und zu verhindern, daß das Blut aus der Arterie zurück in die Herzkammer strömt.

Wir haben also auf der rechten Seite des Herzens zwei große Klappen, die dreizipflige zwischen der Vorkammer und der Herzkammer und die halbmondförmige zwischen der Herzkammer und der Lungenarterie. Diese beiden lassen das Blut ungehindert in einer bestimmten Richtung laufen, aber nicht in der entgegengesetzten. Wer daran zweifelt, der kann sich von der Richtigkeit dieser Thatsache überzeugen, indem er eine Röhre entweder in die obere oder untere Hohlvene eines frischen Herzens steckt, die andere Hohlvene zubindet und eine zweite Röhre in die Lungenarterie bindet. Gießt man nun durch einen Trichter Wasser in die Röhre, welche in die Vene leitet, so läuft es durch die Vorkammer und die Herzkammer und wieder heraus aus der Röhre der Lungenarterie — so ungehindert wie möglich; versucht man aber umgekehrt Wasser durch die Lungenarterie hinunter zu gießen, so sehen wir, daß das nicht geht; die Röhre wird sogleich versperrt, und nur ein paar Tropfen kommen durch das Herz in die Vene zurück.

Schneiden wir die Lungenarterie auf, so weit wir können, so bemerken wir, wie stark und fest ihre Wände sind. Wir finden, daß sie sich bald in zwei Äste teilt, der eine für die rechte, der andere für die linke Lunge. Beide zerteilen sich, wenn sie in die Lungen gelangen, in Zweige, und diese verzweigen sich wieder, soweit wir sie verfolgen können. Wir wissen aus den vorhergehenden Abschnitten, daß diese Zweige in den Haargefäßen der Lungen endigen.

32. Nicht weit von den zwei Hauptzweigen der Lungenarterie finden wir einige Röhren, die vielleicht von Fett und anderen Dingen bedeckt sind, und welche wir sogleich als Venen erkennen; öffnen wir eine derselben, so werden wir finden, daß man ein dünnes Stäbchen hineinstecken kann und daß sie in der einen Richtung nach der Lunge, in der andern nach der linken Seite des Herzens führt. Das sind die Lungenvenen. Wenn wir sie ganz aufschneiden, so sehen wir, daß sie mit vier Öffnungen in eine Höhle auf der linken Seite des Herzens münden,

welche der Höhle auf der rechten Seite, die wir die rechte Vorkammer nannten, fast genau entspricht (Abb. 11). Diese Höhle ist die linke Vorkammer; aus ihr führt eine Öffnung in die linke Herzkammer, derjenigen ähnlich, welche aus der rechten Vorkammer in die rechte Herzkammer führt. Sie wird gleichfalls durch eine lappige Klappe geschützt, die genau wie die dreizipflige gebaut ist, nur mit dem Unterschied, daß nur zwei Zipfel vorhanden sind (Abb. 9, *m. v. 1, m. v. 2.*). Daher heißt diese Klappe die zweizipflige, meistens aber die Mitralklappe. Ihre Zipfel sind mit kleinen Fäden an den Wänden der Herzkammer befestigt. Die Mitralklappe ist also, ausgenommen, daß sie zwei Zipfel anstatt drei hat, genau so gebildet wie die dreizipflige und leistet genau dasselbe.

Schneidet man mit einer Schere von der Vorkammer in die Herzkammer, so sehen wir, daß die linke Herzkammer (Abb. 11) der rechten gleicht, nur daß der ersteren Wände sehr viel dicker sind, und daß die linke Herzkammer den größeren Teil des Herzens einnimmt. Dies sehen wir schon an der Außenseite eines jeden frischen Herzens.

Die Vorkammern sind so klein und von Fett bedeckt, daß man sie von außen kaum wahrnehmen kann. Was wir hauptsächlich sehen, sind zwei kleine fleischige Ecken, jede von einer Herzkammer (Abb. 5, *R. A. L. A.*), oft „Herzohren" genannt.

Bei weitem der größere Teil des Herzens wird von den Herzkammern eingenommen. Von außen bemerken wir einen Fettstreifen, der quer über das Herz geht (Abb. 5, 3). Derselbe bezeichnet die Linie der fleischigen Scheidewand zwischen den zwei Herzkammern. Wir bemerken ferner, daß die Spitze des Herzens gänzlich der linken Herzkammer angehört.

Um auf das Innere der linken Herzkammer zurückzukommen, so befindet sich am oberen Ende derselben, dicht

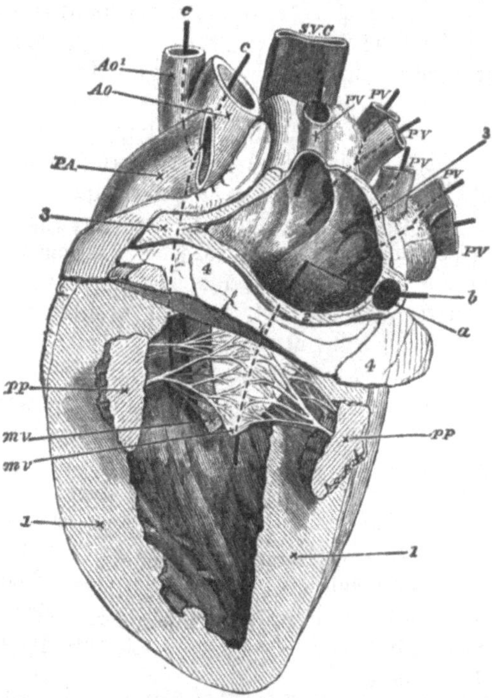

Abb. 11. — Linke Hälfte eines Schafherzens, geöffnet.

PV Die Lungenvenen, welche sich mit vier, durch Stäbchen bezeichnete Mündungen in die linke Vorkammer öffnen. *a* Stäbchen von der linken Vorkammer zur linken Kammer; *b* Stäbchen, eingeführt in die Kranzvene. Sie steht zwar nicht in Verbindung mit der linken Vorkammer, mußte aber wegen ihrer Lage bei Offenlegung der Vorkammer durchschnitten werden. *MV* die zwei Lappen der Mitralklappe; *pp* Papillarmuskeln, welche zu dem abgeschnittenen Teile der Kammer gehören; *c* Stäbchen, durch die linke Kammer in die Aorta eingeführt, *Ao*; *Ao*[1] Ast der Aorta (vgl. Abb. 5 *Ao'*); *PA* Lungenarterie; *SVC* obere Hohlvene. 1 Querschnitt der Kammerwand; 2 Wand im Umkreis der Vorkammer-Kammermündung; 3 eine andere Stelle der Vorkammerwandung; 4 Fett.

bei der Öffnung nach der Vorkammer, eine andere Öffnung. Steckt man den Finger hinein, so finden wir, daß sie in eine Röhre führt, welche zuerst unter oder hinter der Lungenarterie verschwindet und dann hervorkommt und wieder in die Vorderseite tritt. Diese Röhre kennen wir — es ist die Aorta. Schneidet man sie von der Herzkammer aus auf (und um dies zu thun, muß man die Lungenarterie durchschneiden), so finden wir, daß auf der linken Seite ebenso wie auf der rechten die rote fleischige Wand der Herzkammer sich plötzlich in die gelbe feste Wand der Arterie verwandelt, und daß sich gerade an dieser Linie drei halbmondförmige Klappen befinden, die denen in der Lungenarterie vollständig gleichen.

So haben wir also auf der linken Seite des Herzens auch zwei Klappen, die Mitralklappe zwischen der Vorkammer und der Herzkammer, und die halbmondförmige zwischen der Herzkammer und der Aorta. Diese gestatten dem Blute nach einer Richtung zu strömen, aber nicht in der entgegengesetzten. Es ist leicht, eine Flüssigkeit aus den Lungenvenen durch die Vorkammer und die Herzkammer in die Aorta zu leiten, aber es würde nicht gelingen, sie denselben Weg zurückfließen zu lassen.

Dieses also ist die Ursache, warum das Blut nur den einen Weg strömt. Es sind, wie wir wiederholen wollen, Klappen vorhanden, welche sich nach einer Richtung öffnen, nach der anderen den Weg verschließen. Diese Klappen sind folgende: Die dreizipflige zwischen der rechten Vorkammer und der rechten Herzkammer, die halbmondförmigen zwischen der rechten Herzkammer und der Lungenarterie, die Mitralklappe zwischen der linken Vorkammer und der linken Herzkammer, die andere zur Aorta gehörige halbmondförmige Klappe zwischen der linken Herzkammer und der Aorta und die Klappen, welche in den Venen im Körper zerstreut liegen. Die Klappen im Herzen sind von allen die wichtigsten; denn sie verrichten die Hauptarbeit, während jene in den Venen nur die ersteren unterstützen.

33. Klar und verständlich ist es uns nun, warum das Blut, wenn es sich überhaupt bewegt, dies nur nach einer Richtung und auf einem Wege thut. Es bleibt nun noch die Frage übrig: Warum bewegt sich das Blut überhaupt.

Wir wissen, daß es während des Lebens in steter Bewegung ist. Wir beobachteten seine Bewegung in dem Fuße eines Frosches — und wenn jemals irgend ein Teil unseres eigenen Körpers unter das Mikroskop gebracht werden könnte, so würde eine gleiche Strömung von roten Blutkörperchen durch enge Kanäle wahrgenommen werden. Ein weiterer Beweis für die Bewegung des Blutes ist die Thatsache, daß es ausfließt, wenn man irgend ein Blutgefäß aufritzt. Durchschneidet man eine Arterie, so strömt das Blut aus dem Ende, welches dem Herzen am nächsten liegt; durchschneidet man eine Vene, so kommt das meiste Blut aus dem den Haargefäßen zunächst gelegenen Ende. Will man, daß das Bluten aus der Arterie aufhört, so bindet man einen Faden um dieselbe zwischen dem Schnitt und dem Herzen; will man das Bluten aus einer Vene stillen, so umschnürt man sie zwischen dem Schnitt und den Haargefäßen. Wir wissen bereits, woher dieser Unterschied zwischen einer durchschnittenen Arterie und einer durchschnittenen Vene kommt. An und für sich ist dieser Unterschied ein weiterer Beweis dafür, daß sich das Blut in den Arterien von dem Herzen nach den Haargefäßen und in den Venen aus den Haargefäßen nach dem Herzen bewegt.

Das Blut bewegt sich nicht nur fortwährend, sondern es bewegt sich auch sehr schnell. Es schießt durch die großen Arterien und legt in einer Sekunde etwa 25—50 Zentimeter zurück. Durch die engen und kleinen Haargefäße ist der Lauf des Blutes beträchtlich langsamer, aber doch geht der ganze Umlauf von Vene zu Vene gewöhnlich in einer halben Minute vor sich.

Das Blut ist immer in dieser reißend schnellen Bewegung; sobald es aufhört sich zu bewegen, sterben wir.

Wodurch wird es in Bewegung gesetzt? Stellen wir uns vor, wir hätten einen langen dünnen Muskel, dessen eines Ende an einen festen Gegenstand befestigt wäre und an dessen anderem Ende ein Gewicht hinge. Wir wissen, daß, sobald sich der Muskel zusammenzieht, er das Gewicht heben würde. Anstatt nun den Muskel an ein Gewicht zu hängen, denken wir uns den Muskel um eine mit Wasser gefüllte Blase gewickelt. Was geschieht, sobald sich der Muskel zusammenzieht? Er wird natürlich auf die Blase drücken und wenn sich ein Loch in der Blase befindet, so wird etwas Wasser herausgepreßt werden. Genau dasselbe findet im Herzen statt. Wir haben schon gelernt, daß das Herz muskulös ist. Jede Höhle des Herzens, beide Vorkammern und beide Herzkammern, sind sozusagen dünne Beutel, welche von einer Anzahl von Muskeln umwickelt sind.

In einem gewöhnlichen Muskel des Körpers sind die Faserbündel, aus welchen der Muskel besteht, sorgfältig und genau neben einander gefügt. Man kann dies sehr gut an einem großen Stück gekochten Rindfleisches sehen, welches nicht viel mehr als eine Masse großer Muskeln ist, die nach verschiedenen Richtungen laufen. Wir wissen, daß wenn man einen Braten schneidet, das Messer an einer Stelle immer längs der Fasern geht; an einer andern schneidet es quer durch die Fasern. In diesen Fällen laufen die Muskelfasern sehr regelmäßig. Aber im Herzen sind die Bündel auf eine wunderbare Art miteinander verwoben, so daß es sehr schwer ist, eine allgemeine Richtung der Muskelfasern herauszufinden. Sie sind so angeordnet, daß die Muskelfasern alle Teile jedes Beutels zu gleicher Zeit drücken können.

So ist also jede Höhle des Herzens, Vorkammer oder Herzkammer, ein dünner Beutel, umgeben von einem Netzwerk von Muskeln, die jedesmal, wenn sie sich zusammenziehen, auf den Beutel drücken und das, was darin ist, herauspressen. In den Herzkammern befinden sich mehr Muskeln als in den Vorkammern, und in der linken Herzkammer sind mehr als in der rechten; denn wir haben ja gesehen, daß die Herzkammern dicker sind als die Vorkammern, und daß die linke Herzkammer dicker ist als die rechte; und diese Dicke oder Wand ist ganz und gar aus Muskeln gebildet.

Und nun haben wir einen der wunderbarsten Vorgänge im Körper kennen zu lernen:

Diese Muskeln der Vorkammern und Kammern sind in steter Thätigkeit, indem sie sich, so lange das Herz lebt, ganz von selbst zusammenziehen und wieder ausdehnen, sich verkürzen und wieder verlängern. Der zweiköpfige Muskel im Arm zieht sich nur zusammen, wenn wir ihn dazu veranlassen; halten wir uns ruhig, so bleibt der Arm und der Muskel ruhig. Aber das Herz ist niemals ruhig. Wachen oder schlafen wir, was wir auch thun oder nicht thun: so lange wir leben ist das Herz in steter Bewegung. In jeder

Sekunde, ja noch öfter, geht ein kurzer, starker Druck von den Vorkammern aus, von beiden genau zu gleicher Zeit, und gerade wenn dieser Druck der Vorkammern vorüber ist, folgt ein starkes Zusammenziehen der Herzkammern, von beiden zu gleicher Zeit, nur daß sich die linke stärker als die rechte zusammenzieht; dann tritt für einen Augenblick vollständige Ruhe ein. Aber bevor noch die Sekunde ganz vorüber ist, beginnen die Vorkammern und unmittelbar darauf die Herzkammern schon wieder ihre Thätigkeit. Und so hat das Zusammenziehen und Wiederausdehnen der Herzwände, dieses Schlagen des Herzens, wie es genannt wird, dieses kurze Schnellen der beiden Vorkammern, der längere, stärkere Stoß der beiden Herzkammern kein Ende, so lange wir leben; er hat begonnen, noch ehe wir geboren waren, und dauert fort bis zu dem Augenblick, wo Freunde unsern Hingang beweinen.

34. Aber wie wird durch das Schlagen des Herzens die Bewegung des Blutes veranlaßt?

Zuerst haben wir uns einzuprägen, daß in den Blutgefäßen eines ausgewachsenen Menschen ungefähr $5^1/_2$ Kilogramm Blut enthalten sind. Wir haben gesehen, daß das Herz und die Blutgefäße ein System von geschlossenen Kanälen bilden; die Wände derselben sind an einigen Stellen, z. B. in den Haargefäßen, sehr dünn, aber sie sind fest und geschlossen — und während der Weg aus den Haargefäßen durch Venen, Herz, Arterien wieder nach den Haargefäßen offen ist, so gibt es keinen Ausweg aus den Kanälen, außer wenn man einen Schnitt oder ein Loch in ihre Wände macht.

Dieses geschlossene System ist von den $5^1/_2$ Kilogramm Blutes ausgefüllt.

Was ist die erste Folge der Zusammenziehung des Herzens?

Wir wollen mit der rechten Herzkammer beginnen. Stellen wir uns vor, sie sei mit Blut gefüllt; sie zieht sich zusammen. Das Blut, welches darin ist, wird von allen Seiten gepreßt, versucht in die rechte Vorkammer zurückzukehren, aber die Zipfel der dreizipfligen Klappe sind zurückgetrieben worden und versperren den Weg. Je mehr das Blut auf sie drückt, um so fester schließen sie sich, und die Möglichkeit, in die Vorkammer zurückzukehren, ist gänzlich ausgeschlossen.

Der Weg in die Lungenarterie ist frei, das Blut kann dorthin strömen. Aber siehe, die Arterie ist schon mit Blut gefüllt, und ebenso sind es die Haargefäße und Venen in den Lungen. Die Arterie aber hat sehr dehnbare Wände. Nimmt man ein Stück der Lungenarterie und gießt, nachdem man das eine Ende zugebunden hat, Wasser hinein, so wird man sehen, wie sie sich ausdehnt. So schießt nun also das Blut in die Lungenarterie, welche sich durch den vermehrten Druck ausweitet. Während die Herzkammer sich zusammenpreßt, bis ihre Wände in der Mitte zusammentreffen, drängt sich alles Blut, welches darin enthalten war, in die Arterie. Aber das Zusammenziehen, der Schlag der Herzkammer hört bald auf, und sofort sucht das Blut in die Herzkammer zurückzuströmen. Aber schon die ersten Tropfen werden von den taschenartigen halbmondförmigen Klappen aufgefangen. Diese Klappen legen sich aneinander (alles dies geht in dem Bruchteil einer Sekunde vor sich), und jede Rückkehr ist abgeschnitten. Das Blut ist aus der Herzkammer herausgepreßt worden, kann nicht mehr zurück und befindet sich nun in der Lungenarterie.

Aber hierdurch wird die Lungenarterie übermäßig angespannt. Sie war schon ziemlich voll, bevor diese frische Blutmasse eindrang; nun ist sie überfüllt — wenigstens der Teil, welcher dem Herzen am nächsten ist. Was geschieht nun? Dasselbe, was mit einem Stück Gummi elastikum vor sich geht, wenn man es zuerst ausdehnt und dann losläßt. Es schnellt zurück und nimmt seinen vorherigen Umfang an. Die Herzkammer hat den Teil der Lungenarterie, der sich ihr am nächsten befindet, über den natürlichen Umfang hinaus ausgedehnt, und dann (als sie aufhörte, sich zusammenzuziehen) hat sie dieselbe frei gelassen. Infolgedessen nun versucht dieser Teil der Lungenarterie seinen vorherigen Umfang wieder zu erlangen; da das Blut nicht in die Herzkammer zurückkehren kann, so wird es nach dem nächstliegenden Teil der Arterie in der Richtung der Haargefäße gepreßt, welcher sich nun ebenfalls ausweitet.

Dieser Teil nun preßt es in gleicher Weise ein Stück weiter — und so geht es fort bis in die Haargefäße. Die überfüllte Lungenarterie, so ausgeweitet, daß sie mehr enthält, als sie eigentlich fassen kann, entleert sich durch die Haargefäße in die Lungenvenen, bis sie nicht mehr Blut enthält, als ihrem Umfang entspricht. Die Lungenvenen jedoch sind auch schon gefüllt — was sollen sie thun? Sie müssen den Überfluß in die linke Vorkammer ausleeren.

Zu derselben Zeit, wo die rechte Herzkammer eine Menge Blut in die Lungenarterie pumpt, pumpt auch die linke Herzkammer eine ähnliche Menge in die Aorta und bleibt selbst leer. Aber gerade im selben Moment beginnt die linke Vorkammer sich zusammenzuziehen und auf das Blut, was darin ist, zu pressen.

Wo findet das Blut einen Ausweg? Es kann nicht in die Lungenvenen zurückkehren; denn sie sind schon voll, und das Blut darin wird von hinten durch bei überfüllte Lungenarterie nach vorwärts gepreßt. Aber es kann mit Leichtigkeit in die leere Herzkammer strömen — und hinein schießt es, während die Zipfel der Mitralklappe zurückfliegen und einen weiten Durchgang lassen. So entleert sich die Vorkammer in die Herzkammer. Nun aber hört die Vorkammer auf, sich zusammenzuziehen — ihre Wände pressen nicht länger gegeneinander — sie ist leer und bedarf neuer Füllung; in diesem Augenblick entleeren die Lungenvenen das Blut, welches aus der übervollen Lungenarterie in sie hinein getrieben worden, in die leere Vorkammer.

So also treibt die rechte Herzkammer das Blut in die übervolle Lungenarterie, diese ergießt es in die Lungenvenen, die Lungenvenen ergießen den Überfluß in die leere linke Vorkammer; die linke Vorkammer preßt das Blut in die leere linke Herzkammer; die linke Herzkammer pumpt es in die Aorta — (das Ausdehnen der Aorta und ihrer Zweige ist der sogenannte Puls) —, die übervolle Aorta ergießt es, gerade wie die Lungenarterie gethan, durch die Haargefäße des Körpers in die großen Hohlvenen; durch diese strömt es in die leere rechte Vorkammer; die rechte Vorkammer treibt es endlich in die leere rechte Herzkammer, von der wir ausgingen.

Das Blut wird also durch das abwechselnde Zusammenziehen der Vorkammern und der Herzkammern und mit Hilfe der Klappen im Herzen und in den Venen Schlag auf Schlag durch das ausgebreitete System der Blutgefäße gepumpt; im ganzen Körper wird infolgedessen Blut aus den übervollen Arterien von hinten in jedes Haargefäß gepreßt; das Blut findet vorn wieder einen Ausweg durch die Venen und die Vorkammern hindurch nach den Herzkammern, welche in jeder Sekunde einmal oder öfters leer sind und bereit, einen frischen Zufluß aus den Venen in sich aufzunehmen. So kommt es, daß jeder noch so kleine Teil unseres Körpers mit Blut getränkt wird, welches ein paar Augenblicke vorher im Herzen und wieder ein paar Augenblicke vorher in irgend einem anderen Teil des Körpers war. Daher kommt es, daß kein Teil des Körpers unabhängig für sich sein kann; das Blut verbindet alle Teile, indem es von Ort zu Ort strömt. Das Blutkörperchen, das eine Minute vorher im Gehirn war, ist nun vielleicht in der Leber, und in der nächsten Minute kann es in einem Muskel des Armes oder in einem Knochen des Beines sein: wohin es auch wandert, es hat immer etwas zu bringen oder etwas zu holen. Das rastlose Herz treibt immer das geschäftige Blut umher, welches, wo es auch hinkommt, kauft und verkauft, indem es vielleicht einen gelegentlichen Handel macht, während es durch die großen Arterien und die großen Venen stürzt; aber am geschäftigsten ist es, während es etwas zögernd den engen Pfad der Haargefäße durchwandert.

35. Schaut man von einem hohen Kirchturm auf eine große Stadt herab, so erblickt man unter sich ein Netzwerk von Straßen, dessen Maschen mit einer Menge von Häusern angefüllt sind. Man kann wohl die Menschen- und Wagenmenge durch die Straßen rennen und fahren sehen; aber das Treiben im Innern der Häuser ist unsern Blicken verborgen. Dennoch wissen wir, daß, so geschäftig auch das Leben auf der Straße scheint, das Durcheinander, welches wir dort sehen, nur ein Widerschein von dem wahren Treiben und Arbeiten ist, welches im Innern der Häuser vor sich geht.

Ähnlich verhält es sich mit jedem Teil des Körpers, welchen man durch das Mikroskop besieht. Wohl kann man das Blut beobachten, wie es durch das Netzwerk der Haargefäßstraßen läuft; aber jede Masche, welche von roten Linien umschlossen ist, ist von lebendem Fleische ausgefüllt, von einer Masse von winzigen Häusern, aus Muskel, Haut, Gehirn, oder was es sonst gerade sein mag, gebildet. Sehen kann man nicht viel von dem, was darin vorgeht, wie stark auch das Mikroskop sein mag; dennoch geht gerade dort die Hauptthätigkeit vor sich. In der Stadt wird das Rohmaterial durch die Straßen in die Geschäfte gebracht, und das verarbeitete Material kommt wieder aus den Häusern heraus; aber die Hauptarbeit geschieht im Innern der Geschäftshäuser. Im Körper ist das Blut in den Haargefäßen ein Strom von Rohmaterial, der im Begriff steht, in Muskeln oder Knochen oder Gehirn verwandelt zu werden, und von Stoffen, welche den Muskeln, Knochen oder dem Gehirn angehörten, aber verbraucht sind und nun ausgeschieden werden sollen. Die wirkliche Bildung der Muskeln, der Knochen und des Gehirns geschieht außerhalb des Blutes, und zwar in den kleinen Anhäufungen von Substanz, in die kein Blutkörperchen dringt.

Die Haargefäße sind geschlossene Röhren; sie lassen die roten Blutkörperchen nicht durch. Aber ihre Wände sind so dünn und zart, daß sie das wässerige sogenannte Plasma des Blutes, die farblose Flüssigkeit, in welcher die Blutkörperchen schwimmen, in die Teile im Innern der Maschen durchsickern lassen. Bekannt ist, daß vieles durch dünne Haut, in der man bei dem sorgfältigsten Suchen keine Löcher findet, dringt. Schüttet man Erbsen in eine Schweinsblase und bindet diese zu, so werden die Erbsen nicht eher herauskommen, als bis die Blase zerrissen oder wieder geöffnet ist. Thut man aufgelösten Zucker oder Salz in die Blase und legt die Blase, welche sehr fest zugebunden ist, in eine Schüssel voll reinen Wassers, so wird das Wasser bald nach Zucker oder Salz schmecken und dies, ohne daß es möglich ist, irgend ein noch so kleines Loch in der Blase zu entdecken. Wenn man Substanzen von verschiedener Beschaffenheit in die Blase thut, findet man, daß feste Dinge, die sich nicht im Wasser auflösen, im Innern der Blase bleiben, während Zucker und Salz und viele andere Dinge, welche sich in Wasser auflösen, ihren Weg durch die Blase hinaus in das Wasser finden und dies so lange fortsetzen, bis das Wasser in der Schüssel ebensoviel Zucker oder Salz enthält, wie das im Innern der Blase. Diese Eigenschaft, gewisse Substanzen durchzulassen, welche Häute, wie z. B. die Schweinsblase, besitzen, heißt Osmose (Durchlässigkeit). Sofort wird uns klar werden, welche wichtige Rolle diese Eigenschaft in unserem Körper spielt. Durch Osmose gelangen die rohen Nährstoffe aus dem Blute in die kleinen Fleischinselchen, welche, wie wir gesehen haben, in den Maschen der Haargefäße liegen. Durch Osmose hauptsächlich gelangen die verbrauchten Stoffe aus denselben Inselchen in das Blut zurück. Durch Osmose gelangt die Nahrung aus dem Magen in das Blut. Durch Osmose hauptsächlich werden die schlechten, abgenutzten Stoffe aus dem Blute fortgeführt und gänzlich aus dem Körper entfernt. Durch Osmose nährt und reinigt das Blut das Fleisch. Durch Osmose endlich wird das Blut selbst genährt und gereinigt.

Durch zwei Dinge vor allen wird das Blut und durch dieses der Körper ernährt: durch Nahrung und Luft. Luft haben wir immer um uns herum, wir brauchen sie nicht zu kaufen oder durch Arbeit zu erlangen, sondern wir nehmen sie in uns auf, wenn wir sie brauchen, wenig auf einmal, aber oft. Wir sammeln keinen Vorrat davon an und können sie nicht länger als einige Augenblicke entbehren.

Um Nahrung zu erlangen, müssen wir arbeiten; wir sammeln von Zeit zu Zeit einen Vorrat im Körper an durch die sogenannten Mahlzeiten und können Stunden, selbst Tage lang ohne frischen Zufluß umhergehen.

Wir kommen nun zu der Frage, wie die Luft das Blut ernährt und durch das Blut den Körper.

VI. Wie das Blut durch die Luft verändert wird: Atmen.

36. Es ist schon mehrmals gesagt worden, daß die Muskeln brennen, und zwar auf feuchtem Wege, ohne Lichtentwickelung. So wie die Muskeln, brennt der ganze Körper; einige Teile brennen stärker als andere.

Aus dem Elementarbuch der Chemie (Abschn. II) wissen wir, was geschieht, wenn man ein Licht in ein geschlossenes Gefäß stellt, in dem reine Luft ist. Der Sauerstoff vermindert sich, Kohlensäure ersetzt ihn, und nach einiger Zeit erlischt das Licht aus Mangel an Sauerstoff, welcher die Oxydation, das Wesen des Verbrennens, unterhält. Wir wissen auch, daß ganz dasselbe vor sich gehen würde, wenn wir einen Vogel oder eine Maus statt des Lichtes in das Gefäß setzten, ein Versuch, den wir jedoch nicht ausführen wollen. Der Sauerstoff würde verschwinden, Kohlensäure würde an seine Stelle treten, und das kleine Lebenslicht der Maus würde flackern und ausgehen, und nach einiger Zeit würde ihr Körper kalt sein.

Stellen wir uns aber einmal vor, wir brächten einen Fisch oder eine Wasserschnecke in ein Gefäß voll reinen, frischen Wassers und korkten es fest zu. Auf den ersten Blick scheint keine Luft in dem Gefäß zu sein. Aber es ist doch welche darin. Nähme man das frische Wasser heraus und würde es unter eine Luftpumpe bringen, so könnte man Luftbläschen herauspumpen, welche bei näherer Untersuchung Sauerstoff und Stickstoff mit etwas Kohlensäure enthalten. Das Wasser enthält aufgelöste Luft. Nachdem der Fisch oder die Schnecke eine Weile in dem Gefäß gewesen sind, so flackert ihre Lebensflamme und erstirbt, gerade wie bei dem Vogel in dem Gefäß voll Luft; und würde man dann die Luft aus dem Wasser pumpen, so fände man, daß der Sauerstoff fast ganz verschwunden und Kohlensäure an seine Stelle getreten ist.

Wir sehen also, daß die Luft selbst dann eingeatmet werden kann, wenn sie in Wasser aufgelöst, d. h. in unsichtbarer Weise zwischen den Wasserteilchen enthalten ist.

Nun wollen wir zu unserem Muskel zurückkehren. Als wir die Blutzirkulation in dem Fuße des Frosches beobachteten, konnten wir die Arterie von der Vene dadurch unterscheiden, daß in der Arterie das Blut nach den Haargefäßen hin und in der Vene das Blut aus denselben zurückfloß. Arterien wie Venen sind im Froschfuße ziemlich rot und von ungefähr derselben Schattierung der Farbe. Könnten wir aber in unserem eigenen Körper eine große, nach dem zweiköpfigen Muskel führende Arterie und eine große Vene, die von da herkommt, beobachten, so würde uns sogleich die Verschiedenheit der Farbe auffallen. Die Arterie sieht hellrot, die Vene dunkelpurpurn, etwas bläulich aus; stechen wir in beide, so wird das Blut aus der Arterie in hellrotem Strahl herausschießen und aus der Vene in einem langsamen dunkelroten Strom quillen. Und was für Arterien oder Venen es auch sein mögen (mit einer großen Ausnahme, von welcher wir später sprechen), so wird das Blut in der Arterie hellrot und das in der Vene dunkel purpurn sein. Daher nennt man das helle Blut, welches in den Arterien fließt, arterielles und das dunkle purpurne in den Venen venöses Blut.

Was ist der Unterschied zwischen den beiden? Lassen wir die Luftpumpe auf etwas arterielles Blut wirken, wie es mit dem Wasser, in das wir den Fisch brachten, geschah, so werden wir etwas Luft daraus erhalten, oder, richtiger gesagt, etwas Gas und zwar viel mehr Gas, als wir aus dem Wasser erhalten. Ein Liter Blut würde einen halben Liter Gas ergeben. Dieses Gas ist, wie man bei näherer Untersuchung findet, nicht Luft, d. h. es besteht nicht wie diese zum größten Teile aus Stickstoff und der Rest aus Sauerstoff (Elementarbuch der Chemie, Abschn. VI.) Wir erhalten vielmehr sehr wenig Stickstoff, dagegen viel mehr Sauerstoff, und noch mehr Kohlensäure.

Lassen wir die Luftpumpe auf etwas venöses Blut wirken, so werden wir zwar eben so viel Gas erlangen, aber seine Zusammensetzung wird eine ganz andere sein. Die geringe Menge Stickstoff würde wohl dieselbe sein, aber der Sauerstoff ist ungefähr zur Hälfte verschwunden, während die Kohlensäure sich beträchtlich vermehrt hat.

Dies also ist der große Unterschied (und es gibt noch landere) zwischen venösem und arteriellem Blut: während in beiden Sauerstoff, Stickstoff und Kohlensäure aufgelöst ist, enthält venöses Blut weniger Sauerstoff und mehr Kohlensäure als arterielles Blut.

37. Auf seinem Wege durch die Haargefäße

nach den Venen hat das Blut Sauerstoff verloren und Kohlensäure in sich aufgenommen. Wo ist der Sauerstoff hingekommen? Woher kommt die Kohlensäure? Ein Austausch dieser Stoffe hat stattgefunden zwischen dem Blute und den Fleischinselchen, welche von den Haargefäßen umgeben sind, zwischen dem Blute und den blutlosen Muskelfasern oder den Nerven oder der Haut. Der Sauerstoff ist aus dem Blute der Haargefäße in das Fleisch außerhalb derselben übergegangen; aus dem Fleische umgekehrt ist die Kohlensäure in das Blut im Innern der Haargefäße gedrungen. Überall saugt das Fleisch Teile des Blutes ein, d. h. es atmet das im Blute aufgelöste Gas ein, gerade wie der Fisch Wasser atmet, oder vielmehr im Wasser verteilte Luft.

Eine große Ausnahme von dieser Regel findet statt. Es gibt eine große Arterie mit ihren Verzweigungen, in der das Blut nicht hellrot, arteriell ist, sondern dunkel purpurn, venös. Es gibt ferner einige große Venen, in welchen das Blut nicht dunkel purpurn, venös ist, sondern hellrot, arteriell. Wir wissen, daß dies die Lungenarterie und die Lungenvenen sind. Das Blut in den Lungenvenen enthält mehr Sauerstoff und weniger Kohlensäure, als das Blut in der Lungenarterie. Es hat Kohlensäure verloren und Sauerstoff in sich aufgenommen, während es durch die Haargefäße der Lungen strömte.

38. Was sind die Lungen? Im Kaninchen oder im Schaf sahen sie zusammengeschrumpft aus. Wir werden gleich sehen, warum. Bläst man in die Luftröhre, welche sich nach jeder Lunge hin verzweigt, so kann man die Lungen ganz beträchtlich aufblasen. Sie sind in Wirklichkeit Blasen, die mit Luft angefüllt werden können, welche sich aber wieder entleeren, sobald die Luftzufuhr aufhört und die Luftröhre offensteht.

Sie sind Blasen von eigenartiger Bildung. Stellen wir uns einen dichten Busch oder Baum vor, der voll von Blättern ist; stellen wir uns ferner vor, daß der Stamm, die großen und kleinen Äste bis zu den kleinsten Zweigen hohl wären; daß die Blätter kleine Blasen wären, an kleinen hohlen Zweigen befestigt und aus einem zarten, aber festen und außerordentlich dehnbaren Stoff gebildet. Würde man nun durch den Stamm blasen, so könnte man alle die hohlen Blätter anschwellen lassen; würde man aufhören zu blasen, so würden die Blätter wieder zusammenschrumpfen.

Um ein solches Gebilde von hohlen Zweigen, Bronchien genannt, und hohlen, dehnbaren Blasen, Luftzellen genannt, ist das verwickelte Netzwerk der Lungenarterien, Venen und Haargefäße gehüllt und zwar auf solche Weise, daß jede Luftzelle, jede kleine Blase von einem sehr feinen und engen Netzwerk von Haargefäßen umgeben ist, dem von einem Bindfadennetz umhüllten Gummiball eines Kindes sehr ähnlich. Die Wände der Luftzellen sind sehr dünn, so dünn, daß das Blut in den Haargefäßen von der Luft in den Luftzellen nur durch eine sehr dünne, äußerst feine Haut getrennt ist. Während nun das dunkle Blut durch das enge Netzwerk fließt, entweicht die Kohlensäure durch diese dünne Haut aus dem Blut in die Luft, und Sauerstoff strömt aus der Luft in das Blut.

So wird das dunkelrote, venöse Blut, nachdem es durch die Lungenarterie geströmt ist und während es durch die Haargefäße der Lungen fließt, durch den Verlust von Kohlensäure und den Gewinn an Sauerstoff in das hellrote Blut der Lungenvenen verwandelt.

Dies also ist das Geheimnis unseres fortwährenden Bedürfnisses nach Luft. Das Fleisch des Körpers, welcher Art und wo es auch sei, atmet Blut, indem es das reine, **arterielle Blut in unreines, venöses Blut verwandelt; im ganzen Körper, ausgenommen in den Lungen, wo das Blut selbst Luft atmet, und sich aus unreinem, venösem Blut in reines, arterielles verwandelt.**

39. Durch die Haargefäße des Muskels fließt ein Blutstrom, so lange wir leben und das Herz imstande ist, zu schlagen; jeden Augenblick kommt eine frische Zufuhr von hellem, reinem, arteriellem Blut, um das venöse, dunkel und unrein gewordene zu ersetzen. Ohne diese fortwährende Erneuerung des Blutes würde der Muskel ersticken und seine Lebensflamme würde immer schwächer flackern und schließlich ausgehen.

In den Lungen würde die Luft, welche die Luftzellen füllt, bald allen Sauerstoff verlieren und mit Kohlensäure überladen sein, wenn sie sich selbst überlassen wäre; das Blut in den Haargefäßen der Lungen würde nicht mehr aus venösem in arterielles Blut verwandelt werden, sondern es würde in die Lungenvenen als ebenso dunkles und unreines Blut, wie es in der Lungenarterie war, fließen. **Gerade so, wie das Blut im Muskel immer erneuert werden muß, ist es auch notwendig, daß die Luft in den Lungen fortwährend erneuert wird.**

Auf welche Weise geht diese Erneuerung der Luft in den Lungen vor sich?

In dem toten Kaninchen sahen wir die Lungen zusammengeschrumpft, zusammengefallen, ein großer Teil Luft war daraus entwichen, und so lagen sie fast versteckt in der Brust (Abb. 1, *G G*). Die Brusthöhle schien ein großer, leerer Raum zu sein, den Lungen und Herz kaum halb ausfüllten. Dies ist aber ein ganz unnatürlicher Zustand der Lungen.

Wir wollen noch ein Kaninchen nehmen und bevor wir den Brustkasten berühren, den Unterleib öffnen und seinen ganzen Inhalt — Magen, Leber, Eingeweide u. s. w. — daraus entfernen. Nun wird sich das Zwerchfell, welches, wie wir wissen, eine vollständige Scheidewand zwischen der Brust- und Bauchhöhle bildet, vollständig unseren Blicken darbieten. Wir bemerken, daß es gegen die Brust zu gewölbt ist, so daß die untere Seite, welche wir sehen, ganz hohl ist. Hält man das Kaninchen an den Hinterbeinen in die Höhe, so daß der Kopf nach unten hängt, und gießt etwas Wasser in den Unterleib, so wird sich ein Teil davon in der Wölbung des Zwerchfelles ansammeln.

In dem Kaninchen ist das Zwerchfell sehr durchsichtig; man kann durch dasselbe in den Brustkasten blicken, und es ist nicht schwer, die rötlichen Lungen durchschimmern zu sehen. Wir bemerken, daß sie fast das ganze Zwerchfell bedecken — in der That füllen sie die ganze Brusthöhle bis auf den Platz, den das Herz einnimmt, aus.

Zieht man das Zwerchfell vorsichtig mit einer Zange in den Unterleib herab, so wird es nicht gelingen, dadurch einen Zwischenraum zwischen den Lungen und dem Zwerchfell zu verursachen; sondern die Lungen folgen dem Zwerchfell und schließen sich eng daran, ob es nun heruntergezogen oder in seiner vorherigen Lage ist.

Mit anderen Worten, die Lungen füllen die Brust ganz aus, wenn das Zwerchfell nach oben gewölbt ist, wie wir beim Öffnen des Unterleibes fanden; ist das Zwerchfell heruntergezogen, und die Brusthöhle dadurch erweitert, so schwellen die Lungen an, und füllen auch in diesem Fall die Brust aus.

40. Auf welche Weise schwellen sie an? Indem sie Luft durch die Luftröhre einziehen. Hört man genau hin, so wird man vielleicht die Luft hineinströmen hören, während man das Zwerchfell hinabzieht — wenn man die Luftröhre, oder Nase und Schnauze fest zubindet, so wird es weit schwerer sein, das Zwerchfell hinabzuziehen, weil keine Luft in die Lungen strömen kann.

Nun wollen wir ein Loch in das Zwerchfell machen, ohne aber dabei die Lungen zu verletzen. Ein plötzliches Geräusch strömender Luft wird vernehmbar und die Lungen schrumpfen außerordentlich zusammen. Sie schließen sich nicht mehr dicht an das Zwerchfell, wie vorher; beim Öffnen der Brusthöhle finden wir, daß sie an der Rückwand derselben zusammengeschrumpft liegen, wie wir sie bei dem ersten Kaninchen sahen. Das Geräusch der Luft ist teilweise das Ausströmen derselben aus den Lungen und teilweise ein Strömen in die Brusthöhle zwischen deren Wänden und der Außenseite der Lungen.

Aber bevor wir die Brust öffnen, wollen wir das Zwerchfell auf und nieder ziehen, wie vorher, als noch nicht das Loch im Zwerchfell war. Wir werden sehen, daß dies nicht den geringsten Einfluß mehr auf die Lungen hat. Sie bleiben ganz ruhig und schwellen nicht im mindesten an. Indem wir das Zwerchfell auf und ab bewegen, wird Luft durch das Loch, welches wir gemacht, in die Brusthöhle hinein und heraus getrieben, nicht aber in die Lungen oder aus denselben, wie vorher.

Daraus erkennen wir, daß die Brusthöhle ein luftdichter Raum ist, und daß die Lungen, wenn die Wände der Brust ganz sind, immer ausgedehnt sind, selbst wenn das Zwerchfell noch so hoch gewölbt ist.

Wie kommt es, daß die Lungen immer ausgedehnt sind?

Weil die Brust luftdicht ist, so daß keine Luft zwischen die Außenseite der Lungen und die Innenseite des Brustkastens dringen kann. Wir wissen aus dem Elementarbuch der Physik (Abschn. 29), daß die Atmosphäre auf alles drückt. Sie drückt auf alle Teile des Kaninchens; sie drückt auf das Innere der Luftröhre und auf das Innere der Lungen. Sie drückt auf die Außenseite des Unterleibes, und drückt so auf die untere Seite des Zwerchfelles und treibt es in die Brust, so weit es geht. Aber es wird nicht sehr weit gehen, da es mit seinem Außenrand an den festen Wänden der Brust befestigt ist. Die Luft drückt auch auf die Außenseite der Brust, aber kann sie nicht sehr zusammenpressen, da ihre Wände fest sind.

Wenn die Wände der Brust weich und schlaff wären, so würde die Luft sie ganz zusammenpressen und dadurch auf die Lungen von außen drücken; da sie aber fest sind, kann dies nicht geschehen. Die Wände des Brustkastens halten den Druck der Luft von außen von den Lungen ab.

Die Luft drückt also nicht von außen, sondern im Inneren auf die Lungen, und dieser innere Druck erhält sie ausgedehnt. Bläst man in eine elastische Blase, so dehnt sie sich aus, weil der Druck des Atems im Innern der Blase stärker ist als der Luftdruck von außen. Wenn man anstatt den Druck im Inneren stärker als den äußeren, den äußeren weniger stark als den inneren macht, indem man die Blase in eine Luftpumpe stellt, so würde man denselben Erfolg erzielen; die Blase würde sich ausdehnen. Dasselbe bewirken die Brustwände; sie bewirken, daß der Druck von außerhalb der Lungen geringer wird als der von innen, und deshalb sind die Lungen, so weit die Brustwandung gesund ist, überall hin ausgedehnt.

Macht man ein Loch in den Brustkasten und läßt man

Luft hinein zwischen die Außenseite der Lungen und die Wände des Brustkastens, so wirkt der Luftdruck direkt auf die Lungen; die Luft drückt nun in demselben Grade von außen wie von innen auf die Lungen; die Ursache, welche die Lungen ausgedehnt erhielt, ist nun verschwunden, und so schrumpfen sie bis zu ihrem natürlichen Umfang zusammen, gerade wie es mit der elastischen Blase geschieht, wenn man aufhört hinein zu blasen, oder wenn man sie aus der Luftpumpe herausnimmt.

Zieht man das Zwerchfell, bevor man es anschneidet, herunter, so wird der Druck auf die Außenseite der Lungen noch verringert; denn der Druck im Inneren der Lungen veranlaßt sie, anzuschwellen und dem Zwerchfell zu folgen. Aber dies dehnt die Lungen noch mehr aus, so daß sie, wenn man das Zwerchfell losläßt und aufhört, es herabzuziehen, zu ihrem vorherigen Umfange zurückkehren, indem sie sich eines Teiles ihrer Luft entledigen und das Zwerchfell mit sich hinaufziehen. Wenn im Brustkasten ein Loch ist, so verursacht das Herabziehen des Zwerchfelles keinen Unterschied im Luftdruck auf die Außenseite der Lungen. Der Luftdruck von innen und von außen ist derselbe, und so bleiben sie ganz ruhig.

Wird in einem luftdichten Brustkasten das Zwerchfell hinunter gezogen, so treibt der Druck der Atmosphäre Luft durch die Luftröhre in die Lungen und schwellt sie an. Wird das Zwerchfell los gelassen, so kehren die ausgedehnten Lungen zu ihrem vorherigen Umfang zurück, indem sie sich des Überschusses von Luft, die ihnen zugeführt worden war, entledigen.

Stellen wir uns vor, daß das Zwerchfell regelmäßig

alle paar Sekunden in derselben Weise auf= und abginge: was würde geschehen? Jedesmal, wenn das Zwerchfell hinunterginge, würde eine gewisse Menge Luft in die Lungen dringen, und jedesmal, wenn es zurück ginge, würde diese Menge Luft wieder aus den Lungen herauskommen.

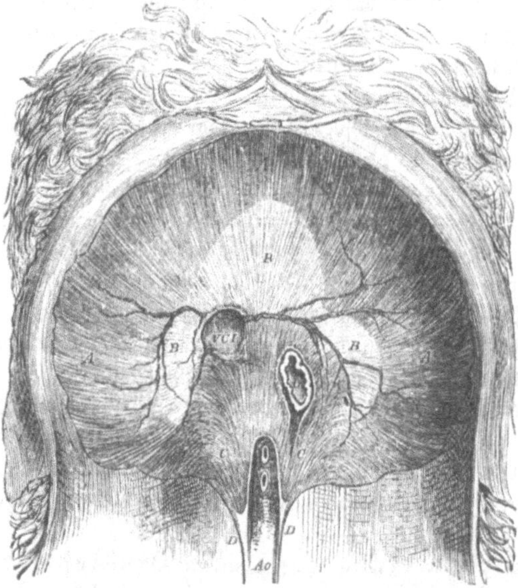

Abb. 12. — Das Zwerchfell eines Hundes von der unteren oder Bauchseite gesehen.

VCI untere Hohlvene; *O* Speiseröhre; *Ao* Aorta; die breite weiße Sehne (*B*) in der Mitte ist leicht zu unterscheiden von den strahligen Muskelfasern (*A* und *C*), welche sich zu den Rippen und den vor den Wirbeln befindlichen Sehnen *D* begeben.

Dies geschieht genau so während des Atmens oder der Respiration. Alle paar Sekunden, ungefähr siebenzehn Mal in der Minute, fällt das Zwerchfell herab und eine Menge Luft strömt durch die Luftröhre in die Lungen. Das nennt man Einatmen. Sobald dieses stattgefunden hat, hört das Zwerchfell auf nach unten zu ziehen, die ausgeweiteten Lungen gehen auf ihren vorherigen Umfang zurück, ziehen das Zwerchfell mit sich hinauf und stoßen die übermäßige Menge Luft wieder aus. Das nennt man Ausatmen.

Während das Zwerchfell abwärts geht, drückt es auf den Unterleib; wenn es aufhört hinabzugehen, so ist der Inhalt des Unterleibes behilflich, es hinauf zu pressen. Legt man die Hand auf den Magen, so fühlt man, wie der Unterleib jedesmal, wenn das Zwerchfell während des Einatmens hinabgeht, sich vorwölbt und dann wieder zurückweicht, sobald das Zwerchfell beim Ausatmen wieder hinaufgeht.

41. Aber was veranlaßt das Zwerchfell abwärts zu gehen?

Betrachtet man das Zwerchfell des Kaninchens (oder irgend eines anderen Tieres) recht genau, so sieht man, daß es in Wirklichkeit ein flacher, dünner Muskel ist, von ziemlich eigentümlicher Bildung; denn ein ganzer Randgürtel (Abb. 12, *A* und *C*) besteht aus roten Muskelfasern, während die Mitte *B* eine weißliche, durchsichtige Sehne ist.

Diese Muskelfasern, gleich allen anderen Muskelfasern, besitzen die Eigenschaft, sich zusammenzuziehen. Was muß geschehen, wenn sie sich zusammenziehen und sich verkürzen?

Befinden sich diese Muskelfasern in ruhigem Zustande, wie in dem toten Kaninchen, so ist das ganze Zwerchfell gegen den Brustkasten hin gewölbt, wie wir gesehen haben und wie Abb. 13, *B* ungefähr zeigt. Teilweise wird es durch den ganzen Inhalt des Unterleibes (denn die Höhle des Unterleibes ist ja, wie wir uns wohl erinnern, durch Leber, Magen, Eingeweide und andere Organe ganz ausgefüllt) empor getrieben, teilweise ziehen es die Lungen, die, wie wir wissen, immer ausgedehnt sind, mit sich hinauf. Ziehen sich die Muskelfasern zusammen, so ziehen sie an der Sehne in der Mitte (gerade wie der zweiköpfige

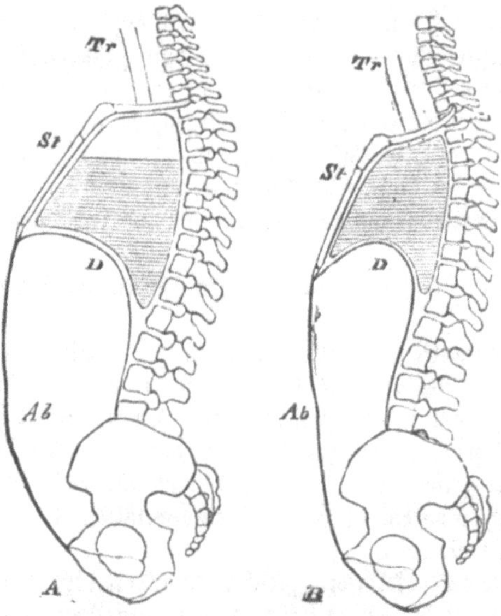

Abb. 13. — Durchschnitt des Körpers nach der Einatmung *A* und der Ausatmung *B*.

Tr Luftröhre; *St* Brustbein; *D* Zwerchfell; *Ab* Leibeswand. Der schattierte Raum zeigt die stationäre, der nicht schattierte Teil oben in *A* ist die wechselnde Luft.

Muskel an seiner unteren Sehne) und ziehen das Zwerchfell platt, und einige Fasern, auf Abb. 12 mit *C* bezeichnet, ziehen es auch herunter. Das Zwerchfell wird, während es sich zusammenzieht, flach und geht herab, wie Abb. 13, *A* ungefähr zeigt.

Das Herabgehen des Zwerchfelles während des Einatmens wird durch das Zusammenziehen seiner Muskelfasern verursacht. Während des Ausatmens lassen die Muskelfasern nach und das Zwerchfell wölbt sich nach oben, weil es teilweise durch die Lungen emporgezogen, teilweise durch den Inhalt des Unterleibes hinauf getrieben wird.

42. Noch andere Einrichtungen im Körper außer dem Zwerchfell tragen dazu bei, Luft in die Lungen ein- und auszupumpen. Durch die Thätigkeit des Zwerchfelles wird die Brust abwechselnd verlängert und verkürzt. Wenn man aber jemandes Atmen beobachtet, so sieht man, wie sich die Brust auch hebt und senkt; die Vorderseite der Brust, das Brustbein, wie wir es zu nennen gelernt haben, steigt und geht zurück, und ein wenig Aufmerksamkeit zeigt uns, daß es sich hebt während des Einatmens, d. h. während das Zwerchfell hinuntergeht, und sich senkt während des Ausatmens. Aber diese Hebung des Brustbeines bedeutet ein Erweitern der Brust in der Richtung von hinten nach vorn, und die Senkung des Brustbeines bedeutet eine entsprechende Verengerung. So daß also, während die Brust durch das Herabgehen des Zwerchfelles verlängert wird, sie durch die Hebung des Brustbeines auch sich erweitert. Während des Einatmens werden die Lungen nicht nur durch die Bewegung des Zwerchfelles nach unten hin, sondern auch durch die Bewegung der Wände der Brust nach außen hin ausgedehnt.

Was treibt das Brustbein in die Höhe? Könnten wir die Brust eines sehr mageren Menschen genau beobachten, so würden wir bemerken, wie bei jedem Atemzuge die Rippen ein wenig hinaufgezogen werden. Nun ist jede Rippe durch ein Gelenk mit dem Rückgrat verbunden und an dem Brustbein durch Knorpel befestigt. (Siehe Titelzeichnung.) Könnten wir einen Bindfaden an die Mitte einer Rippe befestigen und daran ziehen, so würden wir finden, daß wir einen Hebel in Bewegung setzen. Ein Hebel, dessen Drehpunkt sich am Rückgrat befindet, während er auf das Brustbein als auf das zu hebende Gewicht

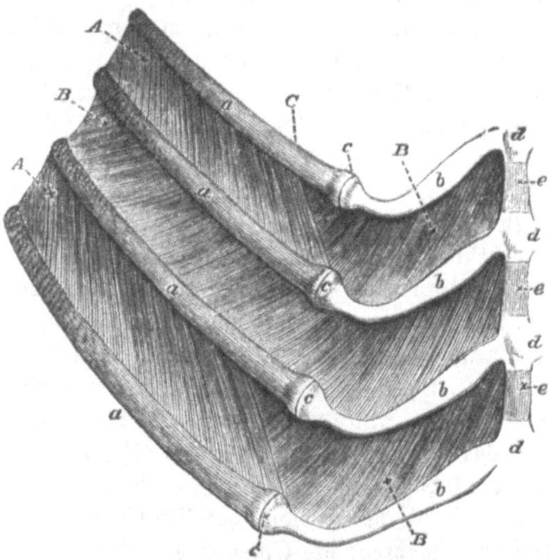

Abb. 14. — Vier Rippen des Hundes mit den Zwischenrippenmuskeln.

a Knöcherne Rippe; *b* Knorpel; *c* Verbindung zwischen Knochen und Knorpel; *d* nicht verknöcherte, *e* verknöcherte Teile des Brustbeines. *A* äußerer Zwischenrippenmuskel; *B* innerer Zwischenrippenmuskel. In dem mittleren Zwischenraume ist der äußere Zwischenrippenmuskel ganz entfernt, um den unter ihm liegenden inneren Zwischenrippenmuskel zu zeigen.

wirkt und die bewegende Kraft an dem Punkt ansetzt, wo der Bindfaden befestigt ist. Jedesmal, wenn man an dem Bindfaden zöge, würde sich die Rippe um ihren Drehpunkt am Rückgrat auf solche Weise bewegen, daß ihr vorderes Ende steigen würde, und das Brustbein würde ein wenig gehoben werden. Hörte man auf, an dem Bindfaden zu ziehen, so würde das Brustbein, welches sich gehoben hatte, wieder zurücksinken, und die Rippe würde ihre vorherige Stellung wieder einnehmen.

Zwischen den Rippen sind gewisse Muskeln, Zwischenrippenmuskeln genannt (Abb. 14), deren Thätigkeit wir später genauer kennen lernen werden. Einstweilen genügt es, zu sagen, daß sie gleich dem Bindfaden, von dem wir sprachen, thätig sind. Ziehen sie sich zusammen, so ziehen sie die Rippen nach oben und das Brustbein nach oben und vorn; hören sie auf, sich zusammenzuziehen, so fallen Rippen und Brustbein in ihre vorherige Stellung zurück.

Es gibt noch viele andere Muskeln, welche beim Atmen behilflich sind, besonders bei tiefen Atemzügen; aber es wird genügen, wenn wir uns einprägen, daß beim gewöhnlichen Atmen zwei Hauptbewegungen genau zu derselben Zeit vor sich gehen; durch beide Bewegungen wird Luft in die Brust eingezogen und beide werden durch das Zusammenziehen von Muskeln verursacht. Erstens zieht sich das Zwerchfell zusammen und verflacht sich, und dadurch wird die Brust tiefer oder länger; zweitens werden zu derselben Zeit die Rippen herauf gezogen und das Brustbein nach oben und vorn bewegt durch das Zusammenziehen der Zwischenrippenmuskeln, und dadurch wird die Brust weiter. Aber indem die Brust weiter und länger wird, werden die Lungen auch weiter und länger. Um nun den überschüssigen Raum, der hierdurch in den Lungen gebildet wird, auszufüllen, tritt Luft durch die Luftröhre hinein. Dies ist das Einatmen. Bald aber hören das Zwerchfell und die Zwischenrippenmuskeln auf, sich zusammenzuziehen; das Zwerchfell erlangt seine gewölbte Gestalt wieder, die Rippen sinken herab, das Brustbein fällt zurück, und der Überschuß von Luft strömt wieder durch die Luftröhre aus den Lungen heraus. Dies ist das Ausatmen. Einmal einatmen und einmal ausatmen machen zusammen einen Atemzug, und auf diese Weise atmen wir ungefähr siebenzehn Mal in jeder Minute unseres Lebens.

43. Aber was veranlaßt das Zwerchfell und die Zwischenrippenmuskeln, sich in so außerordentlich regelmäßiger Weise zusammenzuziehen und wieder zu ruhen? Der zweiköpfige Muskel am Arm wird, wie wir sahen, durch unseren eigenen Willen in Bewegung gesetzt. Das Atmen hängt aber nicht von unserem Willen ab. Wir atmen oft, ohne es zu wissen; wir atmen, während des Schlafens, wo unser Wille tot ist; wir atmen, ob wir nun wollen oder nicht, weil wir eben nichts dafür oder dagegen thun können. Wir können wohl das Atmen beschleunigen, können kurze oder tiefe Atemzüge thun, wie es uns beliebt; wir können die Art des Atmens durch die Macht unseres Willens verändern; aber das Atmen an und für sich geht vor sich ohne und ungeachtet unseres Willens. Es geschieht unfreiwillig.

Obwohl der Wille auf das Atmen keinen Einfluß hat, o geht die Thätigkeit doch von dem Gehirne aus und zwar von einem besonderen Teile des Gehirns, wo nämlich dasselbe mit dem Rückenmark zusammentrifft. Nerven laufen von dem Zwerchfell und den Zwischenrippen und anderen Muskeln aus durch das Rückenmark nach jenem Teile des Gehirns. Siebenzehn Mal in jeder Minute gelangt von dem Gehirn aus durch diese Nerven eine Botschaft an die Muskeln, welche ihnen befiehlt, sich zusammenzuziehen; sie gehorchen, und wir atmen. Warum und auf welche Weise diese Botschaft dahin gelangt, wird ein späteres eingehenderes Studium der Physiologie lehren. Wenn der Kopf von dem Rumpf getrennt wird, oder wenn jener Teil des Gehirns, der mit dem Rückenmark zusammentrifft, durch einen Unglücksfall oder durch Krankheit beschädigt worden ist, so ist es mit der Botschaft-Sendung zu Ende und der Mensch hört auf zu atmen und zu leben.

44. Bei jedem Atemzuge geht also eine gewisse Menge Luft in die Brust ein und aus, aber nur eine geringe Menge. Man muß nicht glauben, daß die Lungen bei jedem Atemzuge gänzlich angefüllt und wieder vollständig ausgeleert werden. Im Gegenteil genügt jedesmal nur eine kleinere Portion Luft, welche ungefähr bis in die großen Äste der Luftröhre und nicht einmal bis in die Luftzellen dringt. Dies also ist die wechselnde Luftmenge, und der Rest, welcher in den Lungen bleibt und sich nicht bewegt, ist ständig. (Siehe Abb. 13.)

Auf welche Weise kommt nun die Kohlensäure, die sich in dem unteren Ende der Lungen befindet, heraus? Auf welche Weise erhalten die Haargefäße zwischen den Luftzellen frischen Sauerstoff?

Die wechselnde Luft vermischt sich bei jedem Atemzuge mit der ständigen. Will man ein Zimmer lüften, so braucht man nicht mit einem Blasebalg jedes Teilchen der alten Luft aus dem Zimmer zu treiben und ihre Stelle durch frische zu ersetzen; es genügt, ein Fenster oder eine Thüre zu öffnen und an einer Seite des Zimmers einen frischen Luftstrom einzulassen. Der frische Luftstrom wird sich mit der übrigen Luft vermengen, bis die Luft in dem ganzen Zimmer rein ist, und dies geht sehr schnell vor sich. Dasselbe geschieht in den Lungen. Die neue, wechselnde Luft dringt bei jedem Atemzuge frisch und rein von außen ein; aber bevor sie wieder durch das Ausatmen herauskommt, gibt sie der ständigen Luft einen Teil ihres Sauerstoffes ab und raubt ihr einen Teil ihrer Kohlensäure. Die wechselnde Luft reinigt mit großer Geschwindigkeit die ständige Luft, und diese reinigt das Blut.

Daher kommt es, daß die wechselnde Luft, welche bei jedem Zusammenziehen des Zwerchfelles und bei jeder Hebung des Brustbeines als reine Luft mit ein und zwanzig Teilen Sauerstoff zu neun und siebenzig Teilen Stickstoff von hundert Teilen in die Brust einströmt, als unreine Luft mit nur sechzehn Teilen Sauerstoff, aber mit fünf Teilen Kohlensäure zu neun und siebenzig Teilen Stickstoff wieder herauskommt, wenn das Zwerchfell sich wieder nach oben wölbt und das Brustbein sich senkt. Der Sauerstoff, welchen die einströmende Luft zurückgelassen hat, wird durch die ständige Luft dem Blute in den Haargefäßen zugeführt, und die Kohlensäure, welche die ausströmende Luft mit sich fortführt, hat sie aus dem Blute der Haargefäße und durch die ständige Luft gewonnen. So ist jeder Atemzug behilflich, das Blut zu reinigen, und das Ein- und Auspumpen von Luft in den Lungen verwandelt das unreine, ungesunde venöse Blut in reines, erfrischendes, arterielles; das Blut atmet in den Lungen Luft ein, damit der ganze Körper Blut einatmen kann.

VII. Wie das Blut durch die Nahrung verändert wird: Verdauung.

45. Das Blut wird nicht nur durch die Luft gereinigt, sondern es wird auch durch die Nahrung erneuert. Die Nahrung, welche wir zu uns nehmen, wird zu Blut. Aber sie ist, obschon häufig feucht, doch meistenteils fest. Wir zerschneiden sie auf dem Teller in kleine Stücke, und im Munde zerbeißen wir sie mit den Zähnen in noch kleinere Stückchen. Dennoch wird ein großer Teil, thatsächlich der größte, noch als feste Speise hinabgeschluckt. Um sich in Blut zu verwandeln, muß sie erst aufgelöst werden. Sie wird in dem Ernährungskanal aufgelöst und der Vorgang dieser Auflösung heißt Verdauung. Wir wollen nun sehen, wie die Verdauung vor sich geht.

Unsre Haut ist, obwohl manchmal durch Schwitzen ganz feucht, ebenso häufig ganz trocken. Das Innere unseres Mundes ist immer feucht — häufig ganz mit Flüssigkeit angefüllt; und selbst wenn man vom Mund als trocken spricht, ist er dennoch sehr feucht. Woher kommt das? Das Innere des Mundes ist auch viel röter als die Haut. Die Röte und die Feuchtigkeit hängen zusammen.

Als wir über die Haargefäße unterrichtet wurden, erfuhren wir, daß fast alle Teile des Körpers von Haargefäßen durchzogen sind; aber doch nicht alle. Ein gewisser Teil der Haut z. B. hat weder Haar- noch andere Blutgefäße. Jedermann weiß, daß er da, wo die Haut dick ist, Hautstücke mit einem Messer abschaben kann, ohne daß die Stelle blutet; und wenn man ein sehr scharfes Messer recht geschickt gebraucht, so kann man dies an der Haut des ganzen Körpers thun. Legen wir einen Teil der auf diese Weise abgeschabten Haut unter das Mikroskop, so sehen

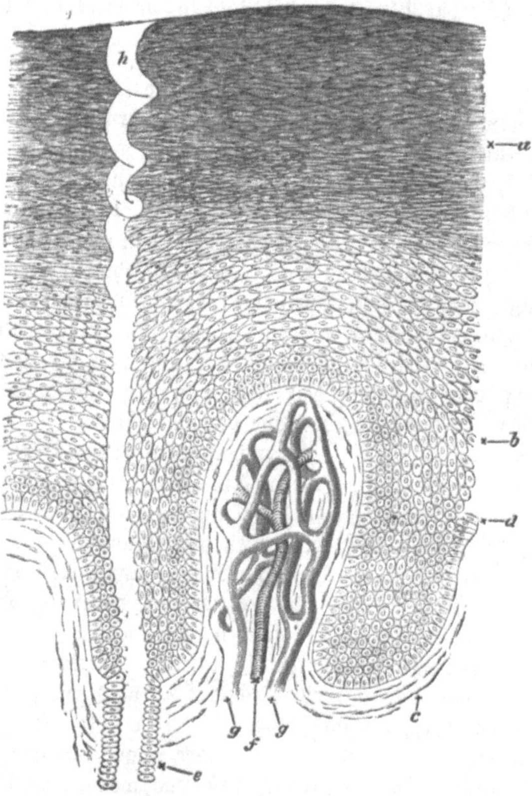

Abb. 15. — Schnitt durch die Haut, stark vergrößert.

a hornige Oberhaut; *b* weichere Oberhautschicht; *c* Dermis oder Lederhaut; *d* unterste Schicht von Oberhautzellen; *e* Oberhautzellen, welche den in die Lederhaut dringenden Schweißgang auskleiden; *h* korkzieherförmiger Teil des Schweißganges. Rechts vom Schweißgange erhebt sich eine Lederhautpapille, worin die feine Arterie *f* sich auflöst in Haargefäße, welche schließlich in Venen, *g*, übergehen.

wir, daß sie aus kleinen Schuppen besteht. Und wenn wir ein sehr dünnes Scheibchen, welches durch die ganze Dicke der Haut geht, nehmen und untersuchen dieses mit dem Mikroskop bei starker Vergrößerung, so finden wir, daß die Haut aus zwei ganz verschiedenen Teilen oder Schichten besteht, wie Abb. 15 zeigt. Die obere Lage oder Schicht, *a*, *b*, ist nichts als eine Masse kleiner Körper, welche eng und fest aufeinander lagern. Obenauf sind sie platt gedrückt in Schuppen, aber nach unten sind sie rund oder oval und zu gleicher Zeit weich. Sie werden Zellen genannt. Je mehr wir in unserem Studium der Physiologie fortschreiten, um so mehr werden wir von Zellen hören. Diese Lage von entweder weichen und runden oder verflachten und zu Schuppen vertrockneten Zellen heißt Epidermis. In der Epidermis wird man niemals ein Blutgefäß finden und daher blutet sie nicht, wenn man hineinschneidet. So lange wir leben, wächst die Epidermis immer. Die oberen Schuppen werden immer abgerieben. Jedesmal, wenn man sich die Hände wäscht, besonders mit Seife, wäscht man einige der oberen Schuppen ab; und man würde bald die ganze Haut wegwaschen, wenn sich nicht immer neue runde Zellen auf dem Grunde der Epidermis bildeten (Abb. 15, der Linie *d* entlang), welche sich nach oben bewegen und dort zu Schuppen vertrocknen. So wird die Haut, oder richtiger gesagt die Epidermis, immer erneut. Manchmal, z. B. nach dem Scharlachfieber, wächst die neue Haut schnell und die alte löst sich in großen Fetzen oder Lappen ab.

Die Lage unterhalb der Epidermis wird Dermis oder Lederhaut genannt. Diese ist voll von Haar- und Blutgefäßen, und wenn das Messer oder eine Nadel bis dort hinab dringt, so kommt Blut. Sie besteht nicht wie die

Epidermis aus Zellen, sondern aus jener faserigen Substanz, welche wir früher als Bindesubstanz kennen gelernt haben. (Siehe Seite 9.) Ihre Oberfläche ist selten eben, sondern erhebt sich meistens zu kleinen Hügeln, Papillen genannt, wie auf Abb. 15; die Epidermis bildet eine dicke Hülle über jeder Papille und füllt die Höhlungen dazwischen aus. Die meisten Papillen sind mit Blutgefäßen angefüllt.

Nun ist es wohl verständlich, wie es kommt, daß die Haut nicht rot, sondern fleischfarben, und warum sie gewöhnlich trocken ist. Die Lederhaut unterhalb der Epidermis ist immer feucht infolge der Blutgefäße, die sich darin befinden; die verbrauchten und flüssigen Teile des Blutes dringen leicht durch die Wände der Haargefäße, ein Vorgang, welchen wir Osmose genannt haben, und erhalten so alles um sich her feucht. Aber diese Feuchtigkeit dringt nicht durch die dicke Bekleidung der Epidermis und so bleibt der obere Teil derselben trocken und schuppig.

Die Lederhaut unterhalb der Epidermis ist immer rot; bekannt ist, daß, wenn man irgendwo die Oberfläche der Haut abschabt, sie röter und röter wird, je tiefer man kommt, selbst wenn noch kein Blut hervordringt. Dies kommt von der Unzahl der dort befindlichen Haargefäße, welche alle voll von rotem Blute sind. Betrachtet man diese Haargefäße durch eine dicke Lage von Epidermis, so ist die Röte so ziemlich vor unseren Blicken verborgen, ungefähr so, wie wenn man einen Bogen weißes Papier über roten Stoff breitet; die Haut erscheint blaßrot oder fleischfarben; wo die Epidermis sehr dick ist, wie z. B. an den Fersen, ist die Haut nicht blaßrot, sondern weiß oder gelb.

46. Aber wenn die feuchte Lederhaut überall mit einer dicken Lage von Epidermis bedeckt ist, welche die Feuchtig-

keit nicht durchläßt — wie kommt es, daß unsere Haut trotzdem manchmal ganz feucht ist, nämlich wenn wir schwitzen?

Auf Abb. 15 sehen wir, daß die Epidermis an einer Stelle von einem quer durchgehenden Kanal *h* durchzogen ist. Wir bemerken ferner, daß dieser Kanal am Ende der Epidermis nicht aufhört, sondern direkt in die Dermis oder

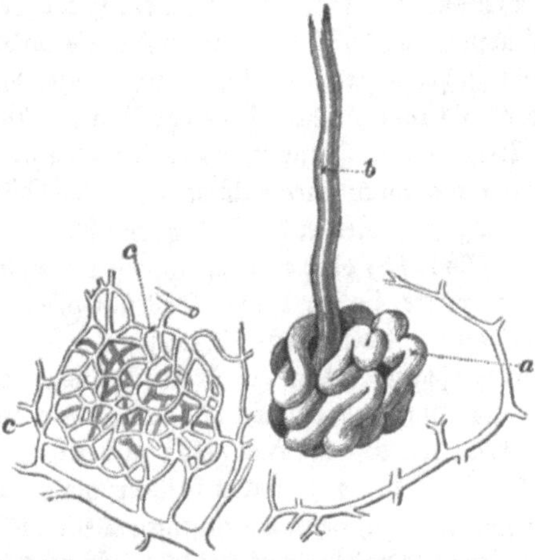

Abbild. 16.
Knäuelförmige Schweißdrüse *a* mit dem Ausführungsgange *b*. Haargefäßnetz *c*, innerhalb welchem die Drüse liegt.

Lederhaut mündet. Von da an bildet er eine Röhre, deren Wände aus einer Lage *e* Zellen, gleich denen der Epidermis, gebildet werden. Auf Abb. 15 ist die ganze Länge der Röhre nicht angegeben; sie verläuft zwischen den Blutgefäßen unter der Haut und ist am Ende zu einem Knäuel aufgewickelt, in dem sie selbst blind endet, wie uns Abb. 16 zeigt; *b* ist die Fortsetzung in kleinerem Maßstabe von derselben Röhre, deren Anfang noch in Abb. 15 dargestellt ist. Dieser Knoten ist von einem Netzwerk von Haargefäßen umhüllt, welches letztere auf Abb. 16, *c* getrennt von der geknäuelten Röhre gezeichnet ist, um es anschaulicher zu machen. Die Haargefäße sind selbstverständlich außerhalb der Röhre, obwohl innerhalb des Knäuels. Könnte man eine winzig kleine Kugel an der Stelle, welche auf Abb. 15 mit *h* bezeichnet ist, hineinfallen lassen, so würde sie den gewundenen Gang durch die dicke Epidermis hinabrollen, durch die Röhre *b* (Abb. 16) laufen und weiter durch den Knoten *a*, bis zum blinden Ende der Röhre. Auf ihrem ganzen Wege würde sie nichts als Zellen berühren, gleich denen der Epidermis; unterhalb der Epidermis bildet eine einfache Lage von Zellen die Wände der Röhre. Bliebe sie bei *h* (Abb. 15) oder in dem Knoten bei *a* (Abb. 16) liegen, so würde sie in beiden Fällen Epidermiszellen berühren, aber mit dem großen Unterschiede, daß sie bei *h* noch weit von jeglichem Blutgefäße entfernt wäre, während sie bei *a* nur durch die einfache dünne Lage von Zellen zu dringen brauchte, um ein Haargefäß zu berühren. Bei *h* würde sie eine Zeit lang trocken bleiben; bei *a* würde sie sogleich naß werden, denn die flüssigen Teile des Blutes dringen hier ungehindert durch die dünne Wand der Haargefäße und weiter durch die dünne Wand der Röhre bis zur Kugel im Innern.

In der That ist das Innere des Knäuels immer feucht und mit Flüssigkeit angefüllt. Wenn die Haargefäße rings um den Knäuel mit Blut überfüllt sind, wie das oft der Fall ist, so dringt ein großer Teil farbloser, wässeriger Flüssigkeit aus ihnen in die Röhre. Die Röhre füllt sich, die Flüssigkeit quillt nach oben direkt in den gewundenen Gang in der Epidermis und fließt zuletzt an der Mündung der Röhre (Pore) an der Oberfläche der Haut über. Diese Flüssigkeit nennt man Schweiß. Das geknäuelte Ende der Röhre ist eine Drüse, und der Vorgang, durch welchen die farblose Flüssigkeit aus dem Blut der Haargefäße in das Innere der Röhre dringt, wird Absonderung genannt.

Wir sagen, daß die Schweißdrüse Schweiß aus dem Blute der Haargefäße absondert, welche die Drüse umhüllen.

47. Nun verstehen wir, warum das Innere des Mundes rot und feucht ist. Die Haut im Munde ist genau dieselbe wie an der Hand. Es ist eine äußere Epidermis vorhanden, welche aus Zellen besteht und frei von Blutgefäßen ist, und unterhalb derselben eine Lederhaut, welche voll von Blutgefäßen ist, nur mit dem Unterschiede, daß die Epidermis des Mundes um vieles dünner ist, als diejenige der Hand. Die roten Blutgefäße scheinen deutlich durch und ihre Feuchtigkeit kann leicht an die Oberfläche gelangen. Daher kommt es, daß der Mund rot und feucht ist. Außerdem sind eine Menge Drüsen vorhanden, ähnlich den Schweißdrüsen, aber in ihrer Gestalt von ihnen verschieden. Diese letzteren tragen besonders zur Feuchtigkeit des Mundes bei.

Da die Haut im Inneren des Mundes immer rot, feucht und weich ist, so wird sie im allgemeinen nicht als Haut, sondern als Schleimhaut bezeichnet, und die obere Lage wird nicht Epidermis, sondern Epithel genannt. Wir haben uns also einzuprägen, daß eine Schleimhaut in Wirklichkeit eine Haut ist, in welcher die Epidermis dünn und weich ist und Epithel heißt.

Der Ernährungskanal beginnt mit dem Munde. Auf seiner ganzen Länge ist er im Inneren mit Haut oder

Schleimhaut gleich jener im Munde überzogen, nur ist das Epithel an den meisten Stellen noch dünner als in dem Munde und besteht nur aus einer einzigen Lage von Zellen. Das ganze Innere des Kanales ist daher rot und feucht; was auch in den Kanal gelangt, ist nur durch eine sehr dünne Scheidewand von dem Blute in den Haargefäßen getrennt, welche sich in unzähliger Menge in den Wänden des Kanales finden. Der Ernährungskanal ist, wie wir wissen, eine lange Röhre, welche sich in dem Magen erweitert, sonst aber überall eng ist. In ihrer ganzen Länge besteht die Röhre innen aus Schleimhaut und außen aus Muskeln. Obwohl letztere von den Muskeln des Herzens und des übrigen Körpers etwas verschieden sind, haben sie doch dieselbe Eigenschaft, sich zusammenzuziehen. Durch diese Thätigkeit drücken sie auf den Inhalt der Röhre, gerade so wie die Muskeln des Herzens auf das Blut in seinen Kammern drücken. Die Muskeln und besonders die Schleimhaut sind von Blutgefäßen angefüllt.

Das Epithel der Schleimhaut ist sehr dünn; trotzdem ist die Schleimhaut selbst dick, an manchen Stellen ganz ebenso dick wie die Haut am Körper. Diese Dicke wird durch die große Menge der darin enthaltenen Drüsen verursacht. In der Haut liegen die Schweißdrüsen im allgemeinen etwas voneinander getrennt; aber in der Schleimhaut des Magens und der Eingeweide sind die Drüsen so dicht zusammengedrängt, daß erstere gänzlich aus Drüsen zu bestehen scheint.

Diese Drüsen weichen an verschiedenen Stellen in Gestalt voneinander ab. Nirgends sind sie genau so, wie die Schweißdrüsen, da sie nirgends die Gestalt von langen dünnen Röhren haben, welche am Ende zu einem Knäuel aufgewickelt sind und nirgends durch eine dicke Epidermis zu dringen brauchen. Die meisten sind kurze, ziemlich weite Röhren; einige verzweigen sich an ihrem unteren Ende. Alle aber ähneln den Schweißdrüsen darin, daß sie Röhren oder Beutel sind, deren unteres Ende geschlossen und deren oberes offen ist, daß sie von einer einfachen Lage von Zellen umgeben und rings herum von Haargefäßen eingehüllt sind. Aus diesen Haargefäßen geht eine wässerige Flüssigkeit in die Röhren und von hier in den Ernährungskanal über.

Diese wässerige Flüssigkeit aber ist von anderer Beschaffenheit als der Schweiß und ist sich nicht in allen Teilen des Ernährungskanales gleich. Die Flüssigkeit, welche durch die Drüsen in den Wänden des Magens abgesondert wird, ist eine Säure und wird Magensaft genannt; diejenige aus den Drüsen in den Wänden der Eingeweide ist eine alkalische Flüssigkeit und heißt Darmsaft.

48. Aber außer diesen Drüsen in der Schleimhaut des Mundes, des Magens und der Eingeweide gibt es noch andere Drüsen, welche auf den ersten Anschein nichts mit der Schleimhaut zu thun haben.

Unterhalb jedes Ohres, dicht unter der Haut, gerade hinter dem Kinnbacken, befindet sich ein weicher Körper, den man für gewöhnlich nicht fühlt, der aber, wenn er entzündet ist, wie bei dem sogenannten Mums oder Ziegenpeter, zu einem großen Klumpen anschwillt. In dem Kopf eines Schafes findet man ganz denselben Körper, und untersucht man ihn genau, so wird man bemerken, daß ein Fleischstrang daran befestigt ist, welcher unter der Haut durch die Wange gegen den Mund hin läuft. Bei Durchschneidung des Stranges bemerkt man, daß es in Wirklichkeit eine enge Röhre ist, welche in dem obengenannten weichen Körper entspringt und sich in dem Munde öffnet. Dicht vor dem weichen Körper teilt sie sich in zwei kleinere Arme, diese teilen sich wieder in noch kleinere oder sind mit kleinen Zweigen versehen; alle diese teilen sich noch einmal und bilden zuletzt ein feines Astwerk gleich der Krone eines winzig kleinen Baumes; so zerteilen und verzweigen sie sich, kleiner und kleiner werdend, bis sie in dünnen Röhrchen mit verdickten Enden abschließen. Alle Röhren, große und kleine, sind im Innern mit Epithel bedeckt, rings herum von Blutgefäßen eingehüllt und durch Bindegewebe dicht verbunden. Diese Teile zusammen bilden den weichen Körper, von dem wir sprachen. Derselbe ist thatsächlich eine Drüse und wird Speicheldrüse genannt; sie ist nicht so einfach wie die Schweißdrüse, sondern aus einer Menge einzelner röhrenförmiger Drüsen, die miteinander verbunden sind, zusammengesetzt und heißt daher eine zusammengesetzte Drüse. Da sie von dem Mund ziemlich weit entfernt liegt, so ist sie durch eine lange Röhre, einen Ausführungsgang, mit der Mundhöhle in Verbindung gesetzt. Man kann nicht umhin, zu bemerken, wie ähnlich eine solche Drüse in ihrer Bildung mit den Lungen ist. Die Lunge ist in der That eine Drüse, welche Kohlensäure absondert, und der Ausführungsgang der beiden Lungen ist die Luftröhre. Die Speicheldrüse unterhalb des Ohres heißt Ohrspeicheldrüse; unterhalb der Ecke des Unterkiefers befindet sich auf jeder Seite noch eine andere der vorigen sehr ähnlichen Drüse, Unterkiefer-Speicheldrüse genannt. Beide sondern eine wässrige Flüssigkeit ab, welche durch die Ausführungsgänge in den Mund fließt, sich dort mit der von den anderen Drüsen im Munde abgesonderten Feuchtigkeit vermischt und Speichel heißt.

In der Bauchhöhle unterhalb des Magens befindet sich eine viel größere, aber ähnlich zusammengesetzte Drüse, **Pankreasdrüse** genannt, welche ihre Absonderung, **Pankreassaft** genannt, in den Ernährungskanal gerade da, wo der Dünndarm beginnt, durch einen Kanal (Abb. 17, *g*) ergießt.

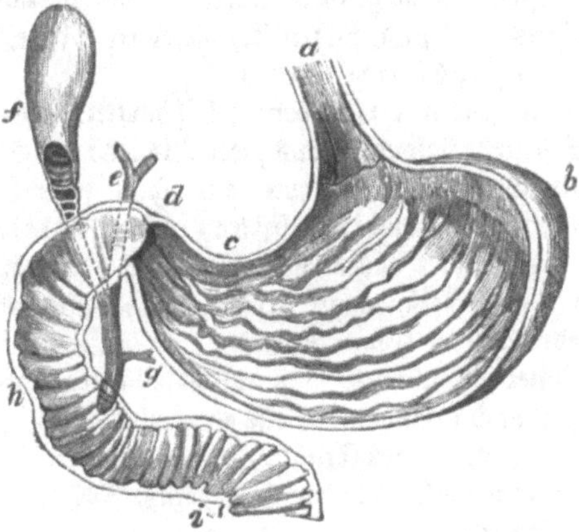

Abbild. 17. — Der Magen, von hinten geöffnet.
a Speiseröhre; rechte Ausbucht des Magens; *c* linke Ausbucht, welche in den Darm übergeht; *e* Gallengang; *f* Gallenblase; *g* Ausführungsgang der Bauchspeicheldrüse; *h i* Dünndarm.

Auch ein anderes großes Organ, die Leber, ist, obwohl nicht ganz ebenso wie die Pankreasdrüse oder die Speicheldrüsen gebildet (wie wir später sehen werden), dennoch eine ungeheuer große Drüse. Sie sondert aus den Haargefäßen, in welche sich die Pfortader auflöst (siehe S. 62), eine Flüssigkeit, **Galle** genannt, ab; diese Flüssigkeit wird durch einen Gang, **Gallengang** (Abb. 17, *e*) genannt, in das obere Ende des Darmes geleitet. Wird keine Galle gebraucht, z. B. wenn man fastet, so ergießt sie sich durch einen Seitenweg des Ganges in die Gallenblase (Abb. 17, *f*), wo sie angesammelt bleibt, bis sie wieder gebraucht wird.

49. Welchen Nutzen haben diese Säfte und Absonderungen? Sie zersetzen die Nahrung, welche wir zu uns nehmen.

Wir essen alle möglichen Speisen; aber in allen, die des Essens wert sind, finden sich dieselben Stoffe, welche wir Nahrungsstoffe nennen.

Wir verzehren verschiedene Fleischarten; aber jedes Fleisch besteht besonders aus zwei Dingen: der Substanz der Muskelfasern, einer, wie wir schon gelernt haben, stickstoffhaltigen Eiweißsubstanz oder Protein, und aus Fett, welches das magere Muskelfleisch umhüllt.

Da nun Eiweiß, wenn gekocht, im Wasser unlöslich ist (siehe Seite 49) und Fett, wie wir wissen, sich nicht mit Wasser vermischt, so muß auf diese beiden Nahrungsstoffe erst noch in anderer Weise eingewirkt werden, ehe sie aus dem Innern des Ernährungskanales durch das Epithel der Schleimhaut in die Haargefäße des Blutes gelangen können.

Außer Fleisch essen wir Brot. Brot besteht größtenteils aus Stärke; aber außer der Stärke findet sich noch eine Substanz darin, welche Stickstoff enthält, gleich der Proteinsubstanz des Muskels oder des Blutes.

Kartoffeln enthalten sehr viele Stärke mit einer sehr kleinen Menge Proteinsubstanz, und fast alle Gemüse, welche wir essen, enthalten Stärke, nebst mehr oder weniger Proteinsubstanz.

Ferner essen wir im allgemeinen mehr oder weniger Zucker, entweder als solchen, oder in süßem Obst. Wir nehmen auch Salz zu unseren Gerichten und verschlucken in fast allem, was wir essen, Fleisch oder Gemüse, Brot, Kartoffeln oder Obst, eine gewisse Menge mineralischer Stoffe, das heißt, verschiedene Salze, wie Natrium, Kalium, Kalk, Magnesium, Eisen verbunden mit Schwefel-, Salz- oder Phosphorsäure.

Alle Dinge, von welchen wir leben, enthalten einen oder mehrere der folgenden Nahrungsstoffe: Protein-Substanz (Eiweiß), Stärke oder Zucker, und Fett, zusammen mit gewissen Mineralien und Wasser. Von diesen Stoffen leben wir: jede Speise, welche entweder Protein-Substanz, Stärke oder Fett enthält, ist für die Ernährung nützlich. Alles, was keinen dieser Stoffe enthält, ist nutzlos, abgesehen von den darin enthaltenen Mineralien oder Wasser.

Es ist nicht nötig, daß wir alle diese Nahrungsstoffe zu uns nehmen. Protein-Substanz müssen wir aber immer haben. Es ist der einzige Nahrungsstoff, welcher Stickstoff enthält. Es ist die einzige Substanz, welche die stickstoffhaltige Protein-Substanz des Blutes und so die stickstoffhaltige Protein-Substanz des Körpers erneuern kann.

In der That könnten wir es ermöglichen, von Protein-Substanz allein zu leben; denn sie enthält nicht blos Stickstoff, sondern auch Kohlenstoff und Wasserstoff, und hieraus könnte sich mit Hilfe einiger Mineralien das ganze Blut erneuern und alle Teile des Körpers aufbauen. Aber, wie wir bald sehen werden, würde es gar nicht haushälterisch und nicht klug sein, dies zu thun. Stärke, Zucker und Fett enthalten Kohlenstoff und Wasserstoff ohne Stickstoff, und darum müssen wir, wenn wir hiervon leben wollen, etwas Protein-Substanz hinzufügen.

50. Wenn wir von den Mineralien vorläufig absehen,

so ist von diesen Nahrungsstoffen Zucker der einzig wirkliche Körper, der mit Leichtigkeit auf dem Wege der Osmose durch dünne Häute dringt. (Siehe Seite 85). Thut man etwas Eiweiß oder Blutserum (die Blutflüssigkeit ohne die Blutkörperchen), Fleisch-Faserstoff oder etwas gekochte oder ungekochte Stärke, etwas Öl oder Fett in eine Blase und taucht dieselbe in reines Wasser, so findet man, daß nichts aus der Blase in das Wasser dringt, wie es bei Zucker oder Salz geschehen würde. Ganz in derselben Weise würde Fleisch, Stärke oder Fett, in den Ernährungskanal gebracht, niemals durch die Schleimhaut bis in das Innere der Haargefäße dringen und würde so ganz nutzlos bleiben, wenn nicht noch etwas damit geschähe. Während die Nahrung sich im Innern des Ernährungskanales befindet, ist sie in Wirklichkeit außerhalb des Körpers. Man kann sie erst dann als im Innern des Körpers befindlich bezeichnen, wenn sie in das Blut übergegangen ist.

In den Speisen, welche wir zu uns nehmen, sind diese Nahrungsstoffe mit einer Menge von Stoffen, die gar nicht nahrhaft sind, vermischt; sie sind in allerlei Arten kleiner Schachteln oder Hüllen gepackt, welche zum größten Teil nicht mehr Wert, als jene Schachteln oder Papierstücke haben, welche Zuckerwerk einhüllen. Die Nahrungsstoffe müssen aus dieser Umhüllung befreit und aufgelöst werden.

Die von den Drüsen abgesonderten Säfte lösen die Nahrungsstoffe aus ihren Hüllen, wirken so auf sie ein, daß sie in das Blut übergehen können, und lassen die Hüllen als nutzlose Stoffe zurück, welche aus dem Ernährungskanal abgehen, ohne in das Blut eingedrungen zu sein und ohne daher wirklich einen Teil des Körpers gebildet zu haben.

Diese Zubereitung und Zersetzung der Nahrungsstoffe wird **Verdauung** genannt.

Die verschiedenen Nahrungsstoffe werden in den verschiedenen Teilen des Ernährungskanales verarbeitet.

Der Speichel des Mundes hat die ausgezeichnete Wirkung, **Stärke in Zucker zu verwandeln**. Nimmt man einen mundvoll gekochter Stärke (Kleister), welche dick, klebrig und geschmacklos ist, und hält sie einige Augenblicke im Munde, so wird sie dünn und wässerig und schmeckt ganz süß, weil die Stärke in Zucker verwandelt wird. Nun dringt Zucker, wie wir wissen, mit Leichtigkeit durch dünne Häute, während Stärke dies nicht thut.

Der Magensaft wirkt wenig auf Stärke, **löst aber mit ungeheurer Schnelligkeit alle Protein-Substanzen**.

Nimmt man ein Stück gekochtes Fleisch, thut es in etwas Magensaft und hält diese Mischung warm, so wird in sehr kurzer Zeit das Fleisch nach und nach verschwinden. Die ganze Protein-Substanz wird aufgelöst und nur die Muskelfaser- und Fetthüllen bleiben zurück. Wir haben dann eine Auflösung von Fleisch, welche leicht durch Schleimhäute dringt und daher in das Blut gelangen kann.

Der Pankreassaft und der Saft, welchen die Eingeweide absondern, wirken beide auf Stärke wie der Speichel und auf Protein fast so wie der Magensaft.

51. Die Galle und der Pankreassaft zusammen wirken auf alle Fette in ganz eigentümlicher Weise.

Schüttelt man Öl und Wasser stark durcheinander, so werden sich beide Stoffe zwar ziemlich stark miteinander vermischen; sobald man aber aufhört, werden sie sich wieder trennen; das ganze Öl steigt nach oben, bis es auf dem Wasser schwimmt. Schüttelt man jedoch Öl mit

Pankreassaft und Galle, so scheidet sich das Öl nicht ab. Man erlangt eine rahmartige Mischung und muß sehr lange warten, ehe das Öl emporsteigt. Milch enthält bekanntlich Fett, welches gewöhnlich **Butter** genannt wird. Untersucht man etwas Milch mit dem Mikroskop, so sieht man, daß das Fett in äußerst kleinen Tropfen darin enthalten ist. Genau dasselbe ist der Fall, wenn man Öl oder Butter, oder irgend ein anderes Fett mit Galle und Pankreassaft vermischt. Das Öl oder Fett ist in äußerst kleinen Tropfen abgeschieden. Welchen Zweck hat dies?

Betrachtet man die Innenseite des Dünndarmes irgend eines Tieres, so sieht man, daß sie nicht weich und glänzend gleich seiner Außenseite, sondern zottig oder eher sammetartig ist. Dies kommt daher, daß die ganze Schleimhaut mit einer Menge kleiner Stifte, gleich sehr kleinen Zungen, übersät ist, welche in das Innere des Darmes herabhängen. Diese werden **Zotten** genannt; sie sind den Papillen der Haut (Abb. 15) ähnlich, wenn man sich die ganze Epidermis außer der untersten Reihe von Zellen *d* entfernt und die Papillen selbst ziemlich weit herausgezogen denkt. Abb. 18 gibt das vergrößerte Bild einer solchen Zotte. Das Epithel *b* besteht, wie wir sehen, aus einer einfachen Zellenlage. Innerhalb des Epithels, gerade so wie in der Papille der Haut, befindet sich ein Netzwerk von Blut-Haargefäßen, welches zur Vereinfachung nur in der rechten Zotte dargestellt ist. Aber außer den Blut-Haargefäßen finden sich in jeder Zotte, was in den Papillen der Haut nicht war, andere Haargefäße (zur Vereinfachung nur in der linken Zotte dargestellt), welche kein Blut enthalten, weder mit einer Arterie noch mit einer Vene in Verbindung stehen, sondern welche in den Zotten beginnen.

Dies ist ein Lymphgefäß. Wir haben bis jetzt noch gar nicht von denselben gesprochen. In den meisten Teilen des Körpers findet man außer Blut-Haargefäßen dünne Gänge, die diesen Haargefäßen sehr gleichen, nur daß sie anstatt Blut eine farblose Flüssigkeit enthalten und nicht von irgend welchen größeren Gefäßen gleich den Arterien abzweigen. Sie scheinen aus dem Teil, in welchem sie gefunden werden, hervorzugehen, gleich den Wurzeln einer

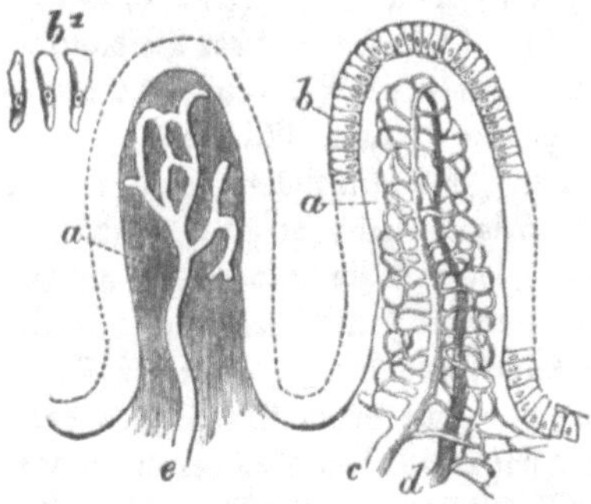

Abb. 18. — Halbschematische Darstellung zweier Zotten des Dünndarmes (etwa 50 mal vergrößert).

a Zotte; *b* ihr Epithel; *b'* einige abgelöste Epithelzellen; *c*, *d* Arterie und Vene mit ihrem Haargefäßnetz. Sie umstricken und verhüllen das Chylusgefäß *e*, welches in der Achse der Zotte verläuft und im Gipfel derselben ein Netzwerk feiner Chylusgefäße bildet.

Pflanze aus dem Erdboden. Aber obwohl sie den Blut-Haargefäßen insofern nicht gleichen, als diese von größeren Stämmen abzweigen, so besteht doch eine Ähnlichkeit darin, daß sie sich ebenso wie die Blut-Haargefäße vereinigen und größere Stämme bilden, die mit den Venen in Verbindung stehen; die farblose Flüssigkeit fließt aus den engen Kanälen der Haargefäße in diese größeren Stämme; sie wird Lymphe genannt und gleicht dem

Blute ohne rote Blutkörperchen; die Kanäle, in welchen sie fließt, heißen Lymphgefäße.

Die Lymphgefäße von fast allen Teilen des Körpers treffen zuletzt in einem großen Stamm zusammen, der thoracische oder Brustgang genannt, welcher sich in die großen Venen des Halses entleert, wie Abb. 6 zeigt.

Viele dieser Lymphgefäße gehen von den unzähligen Zotten der Eingeweide aus und heißen dort Milchgefäße, auch Chylusgefäße (Abb. 6, Lct.).

Aber was hat dies alles mit der Verdauung des Fettes zu thun? Die Lymphgefäße, welche aus den Zotten hervorgehen, heißen darum Milchgefäße, weil, während der Verdauung, die Flüssigkeit darin nicht durchsichtig wie in den übrigen Lymphgefäßen, sondern weiß und milchig ist. Woher ist sie so weiß und milchig? Weil sie von winzig kleinen Fettteilchen angefüllt ist, und diese Teilchen kommen aus dem Innern der Eingeweide. Es sind dieselben, welche durch Einwirkung der Galle und des Pankreassaftes aus dem Fett der in den Körper aufgenommenen Nahrung gebildet wurden. Man weiß das daher, daß, wenn man kein Fett ißt, die Milchgefäße nicht milchig werden, und wenn aus irgend einem Grunde die Galle oder der Pankreassaft verhindert ist, in die Eingeweide zu dringen, so kann man noch so viel Fett essen und es wird nicht in die Milchgefäße gelangen; es bleibt in großen Stücken in den Eingeweiden und wird endlich als nutzlos ausgeschieden.

52. Folgendes also geht mit den Nahrungsstoffen vor sich: Fett wird durch Galle und Pankreassaft in winzig kleine Teilchen aufgelöst. Diese Teilchen dringen — wir wissen nicht genau auf welche Weise — durch das Epithel der Zotten in die Milchgefäße, aus den Milchgefäßen in

den Brustgang und aus diesem in die Hohlvene. Auf diese Weise gelangt Fett, welches wir essen, in das Blut.

Stärke wird im Munde durch den Speichel in Zucker verwandelt, in den Eingeweiden durch den Pankreassaft; der Zucker aber dringt leicht durch die Schleimhäute und von da in die Blut-Haargefäße der Wände des Ernährungskanales. So geht aller Zucker und der beste Teil der Stärke, welche wir zu uns nehmen, in das Blut über.

Eiweiß wird im Magen durch den Magensaft aufgelöst; was noch unverarbeitet aus dem Magen kommt, wird in den Eingeweiden vollends aufgelöst, so daß es durch Schleimhäute dringen kann; und so geht Eiweiß in das Blut über.

Wahrscheinlicherweise dringt etwas Zucker und etwas Eiweiß auch noch in die Milchgefäße ein.

Mineralien werden entweder im Munde, im Magen oder in den Eingeweiden aufgelöst und gehen dann in das Blut über.

Das Wasser dringt überall den ganzen Ernährungskanal entlang in das Blut.

Wenn man ein Stück Brot ißt, wird es während des Kauens feucht und mischt sich mit Speichel. Ein Teil seiner Stärke wird dadurch in Zucker verwandelt, und das ganze Brot wird erweicht und gelockert. In den Magen übergehend, werden einige Eiweißstoffe durch den Magensaft aufgelöst und dringen in das Blut; die übrigen Teile des Brotes bilden eine breiartige Masse. Diese geht in die Eingeweide über, und was noch von Stärke übrig ist, wird durch den Pankreassaft in Zucker aufgelöst und entweder in die Milchgefäße oder sogleich in das Blut übergeführt. Was von Eiweiß übrig ist, wird ebenfals in den Eingeweiden aufgelöst, bis nichts mehr zurück bleibt als die

Wände der winzig kleinen Hüllen, welche die Stärke und die Eiweißstoffe des Weizens während seines Wachstums bargen.

Ißt man ein Stück Fleisch, so wird es durch die Zähne zermalmt und mit Speichel angefeuchtet, erleidet aber außerdem wenig Veränderungen im Munde. Im Magen jedoch verschwinden die Eiweißstoffe rasch unter der Wirkung des Magensaftes. Die Stückchen werden weich, die Muskelfasern zerreißen und teilen sich; das Fett wird aus den Räumen, in welchen es im lebenden Ochsen oder Schaf eingeschlossen war, befreit, schmilzt durch die Magenwärme und schwimmt in großen Tropfen auf der weichen, breiartigen Masse der halbverdauten Nahrung. Nachdem diese Masse während einiger Zeit im Magen durch das Zusammenziehen der Muskeln der Magenwände gehörig umgerührt worden ist und dabei eine beträchtliche Proteinmasse an das hungrige Blut abgegeben hat, wird das tüchtig verarbeitete Fleisch in die Eingeweide geschoben. Hier lösen Galle und Pankreassaft das Fett in winzig kleine Teilchen auf und vermengen Fett, zerfetztes Fleisch, leere Hüllen, Salze und Wasser, alles zusammen zu einer dicken flüssigschmutzigen gelblichen Masse. Während dieselbe durch das Zusammenziehen der Muskeln in den Wänden der Eingeweide weiter geschoben wird, werden die brauchbaren Bestandteile nach und nach daraus aufgesaugt. Das Fett geht Tropfen für Tropfen, Teilchen für Teilchen in die Milchgefäße und von da in das Blut über. Das Eiweiß, mehr und mehr aufgelöst, je weiter es in den Ernährungskanal gekommen, wird von Blut- oder Milchgefäßen aufgesaugt. Salze und Wasser nehmen denselben Weg, bis zuletzt, nachdem alle guten Bestandteile des Fleisches geschwunden sind, die unverdaulichen Hüllen, mitunter mit einzelnen unveränderlich gebliebenen Stückchen Muskelfaser oder Fett, als nutzlos ausgeschieden werden.

Auf diese Weise gehen alle Nahrungsstoffe, in ihren guten Bestandteilen wenig verändert, entweder sogleich in das Blut oder zuerst in die Milch- und dann in die Blutgefäße über, und die wertlosen Hüllen der Nahrungsstoffe werden ausgeschieden.

Während nun die Nahrung verdaut wird, fließt das Blut anhaltend durch die Zweige der Aorta, durch die kleineren Arterien und Haargefäße des Magens und die Eingeweide, durch die Zweige der Pfortadern und endlich durch die Leber zurück nach dem Herzen; während der wenigen Sekunden, die es in den Eingeweiden verweilt, belädt es sich mit Nahrungsstoffen aus dem Ernährungskanal, bei jedem Rundgang reicher und reicher werdend. Während der Verdauung gießt der Brustgang die fette milchige Flüssigkeit, welche ihm durch die Milchgefäße der Eingeweide zugeführt worden, tropfenweise in die großen Venen des Halses. Da das Blut an der Öffnung des Brustganges auf seinem Wege vom Halse nach dem Herzen vorbeiströmt, so nimmt es jene dicke, milchige Flüssigkeit mit sich fort und das Herz wiederum verteilt sie über den ganzen Körper.

Auf diese Weise also nährt sich das Blut von der Nahrung, die wir zu uns nehmen, und der Körper nährt sich vom Blute.

VIII. Wie sich das Blut der verbrauchten Stoffe entledigt.

53. Wenn aber das Blut fortwährend mit neuen Stoffen bereichert wird, muß es auch fortwährend von abgenutzten Stoffen befreit werden. Die Stoffe, welche das Blut ausscheidet, sind nicht dieselben, welche es aufnahm. Das Blut ist, wie schon gesagt, Brennmaterial der Muskeln, des Gehirns und der anderen Teile des Körpers. Dieselben verbrennen das Blut durch Hitze, aber ohne Lichtentwickelung. Aber, wie wir aus dem Elementarbuch der Chemie, Abschnitt II lernten, ist Verbrennen nur Umwandlung, nicht Zerstörung; während des Verbrennens geht nichts verloren. Verbrennt der Muskel Blut, so verbrennt er es zu etwas; dieses Etwas, welches schon verbrannt wurde, kann nicht noch einmal verbrannt und muß entfernt werden.

In was für Stoffe verbrennt der Körper während seiner Lebenszeit?

Es wurde schon gesagt, daß, wenn man ein Stück Fleisch oder etwas Blut nimmt, es trocknet und verbrennt, man finden würde, daß es sich in viererlei Stoffe verwandelt — in Wasser, Kohlensäure, Ammoniak und Asche. Der Körper besteht aus Stickstoff, Kohlenstoff, Wasserstoff und Sauerstoff mit wenig Schwefel, Phosphor und einigen anderen Elementen. Stickstoff und Wasserstoff bilden Ammoniak; Wasserstoff mit Sauerstoff verbunden bildet Wasser; desgleichen Kohlenstoff mit Sauerstoff — Kohlensäure; Phosphor, Schwefel und andere Elemente bilden die sogenannten Phosphate, Sulphate und andere Salze.

Auf welche Weise der Körper auch oxydiert: ob er mit großer Schnelligkeit in einem Ofen verbrennt, ob er nach dem Tode langsam oxydiert wie bei dem Vermodern, entweder unter oder oberhalb der Erde, ob er während der Lebenszeit durch lebendes arterielles Blut schnell oxydiert — immer werden die Stoffe, zu welchen der Körper verbrannt wird, dieselben sein. Welches auch die Wege sein mögen, das Ende ist immer Wasser, Kohlensäure, Ammoniak und Salze.

Diese Stoffe werden stets im Blute durch die Oxydation des Körpers gebildet, und dieser Stoffe muß der Körper sich fortwährend entledigen.

Zu dem Wasser, welches aus der Oxydation der festen Teile im Körper hervorgeht, nehmen wir immer noch eine große Masse Wasser zu uns; einerseits ist es unbedingt notwendig, daß unser Körper innen fortwährend feucht erhalten wird; andererseits kann die Nahrung nur dann in das Blut gelangen, wenn sie in Wasser aufgelöst ist, und endlich sind wir innen des Waschens ganz ebenso bedürftig als außen; wenn nicht fortwährend sozusagen ein Strom von Wasser durch unsern Körper ginge, der alle Unreinlichkeiten wegwüsche, würden wir bald ersticken, gerade so, wie eine Dampfmaschine sich verstopft, wenn sie nicht von Ruß und Asche befreit und ordentlich gereinigt wird. Unser Körper muß also täglich von einer großen Menge Waschwasser außer demjenigen, welches aus dem Verbrennen des Wasserstoffes unseres Blutes hervorgeht, befreit werden.

Wir haben schon gesehen, daß ein großer Teil Kohlensäure aus den Lungen entweicht zur selben Zeit, wo Sauerstoff hineindringt. Eine große Menge Wasser entweicht durch denselben Kanal. Bekanntlich kommt die Luft, die wir als trocken einatmen, nachher feucht wieder heraus.

Ferner sahen wir, wie das Blut Schweiß in die Schweißdrüsen und durch diese außen auf die Haut absondert. Der

Schweiß besteht hauptsächlich aus Wasser mit etwas Salz. Die Haut trägt daher auch zur Reinigung des Blutes bei, indem es dasselbe durch die Schweißdrüsen von Wasser und etwas Salz befreit. Man muß bedenken, daß ein großer Teil Wasser aus der Haut entweicht, ohne daß wir es wissen. Anstatt als Schweißtropfen an der Haut hängen zu bleiben, verwandelt es sich sogleich in Dampf. Auch etwas Kohlensäure entfernt sich auf diesem Wege aus dem Blute.

54. Es bleibt nun noch die Frage, auf welchem Wege das Blut von Ammoniak[1]) und den übrigen salzigen Stoffen, welche nicht durch die Haut herausdringen, befreit wird.

Diese werden, aus dem Blute in die Nieren abgesondert, aufgelöst in eine große Menge Wasser in der Form von Harn oder Urin.

Einstweilen genügt es für unseren jetzigen Zweck, zu wissen, daß eine Niere aus einem Bündel langer röhrenartiger Drüsen besteht, welche den Schweißdrüsen ähnlich und in eine rundliche Masse, die wir im Körper des Kaninchens sahen, zusammengeballt sind. In diese Drüsen sondert das Blut Harn ab, gerade so wie es Schweiß in die Schweißdrüsen absondert. Die Ausführungsgänge aller der Drüsen vereinigen sich in einem Gange, welcher den Harn nach dem Behältnis, Harnblase genannt, führt, von wo aus er ausgeschieden wird.

Was ist Harn? Harn ist in Wirklichkeit Wasser, welches mehrere aufgelöste Salze und besonders eine Quantität Ammoniak enthält. Der Ammoniak im Harn befindet sich in einem besonderen Zustand, indem er mit ein wenig Kohlensäure verbunden ist, welche Form der Zusammensetzung Harnstoff genannt wird. Wenn Harnstoff

[1]) Der Einfachheit wegen sind hier alle stickstoffhaltigen Verbrennungsprodukte als Ammoniak bezeichnet worden.

auch nicht genau Ammoniak ist, so steht er ihm doch sehr nahe.

Die drei Kanäle also, durch welche das Blut von seinen schlechten Stoffen befreit und gereinigt wird, sind die Lungen, die Nieren und die Haut. Durch die Lungen entweicht Kohlensäure und Wasser; durch die Nieren, Wasser, Ammoniak in Gestalt von Harnstoff und verschiedene Salze; durch die Haut, Wasser und ein wenig Salz. Während das Blut durch die Lungen, die Nieren und die Haut strömt, entledigt es sich nach und nach hier oder dort der Unreinheiten, welche es beschweren, und kehrt von da reiner und frischer zurück. Das Bedürfnis, sich der Kohlensäure zu entledigen und einen frischen Zufluß von Sauerstoff zu erlangen, ist größer, als das Bedürfnis, sich von Ammoniak oder den Salzen zu befreien. Während alles Blut, welches die linke Herzkammer verläßt, durch die Lungen gehen muß, ehe es die linke Herzkammer wieder erreicht, geht nur ein kleiner Teil desselben durch die Nieren; aber gerade genug, um die kleinen Arterien, die nach jenen Organen hinführen, gefüllt zu erhalten. Das Blut verlangt eine große Zufuhr von Sauerstoff und atmet eine Menge Kohlensäure aus, ist aber ganz zufrieden damit, sich von dem Ammoniak und den Salzen tropfenweise nach und nach zu befreien.

Die drei Kanäle besorgen miteinander das Geschäft der Blutreinigung, indem sie tüchtig arbeiten und viel ausscheiden, wenn der Körper viel Nahrung oder Wasser zu sich genommen hat oder in großer Thätigkeit war, dagegen langsamer arbeiten, wenn der Körper wenig Nahrung eingenommen hat oder sich in Ruhe befindet.

IX. Nochmalige Zusammenfassung des Ganzen.

55. Wir sind nun wohl imstande, zu verstehen, auf welche Weise die Nahrung, welche wir verzehren, uns am Leben erhält.

Nahrung, insofern sie verbrannt werden kann, ist eine Quelle von Kraft. Während des Verbrennens bringt sie Wärme hervor, und Wärme ist Kraft. Wenn es uns beliebte, könnten wir die Stoffe, welche wir als Nahrung verspeisen, in einem Ofen verbrennen und dadurch eine Lokomotive oder Mühle in Bewegung setzen; wenn wir gerade Lust hätten, könnten wir sie in Schießpulver verwandeln und eine Kanone damit abfeuern, oder einen Felsen sprengen. Anstatt dies aber zu thun, lassen wir sie in unserem eigenen Körper verbrennen und benutzen ihre Kraft für uns.

Die Nahrung, welche in den Ernährungskanal gelangt, wird dort verdaut; die nützlichen Nahrungsstoffe werden unter sehr kleinen Veränderungen von den nicht nahrhaften Abfällen gesondert; die ersteren gehen in das Blut über und werden Teile des Blutes.

Das Blut, welches durch den rastlosen Schlag der Herz-Pumpe getrieben wird, durchströmt den ganzen Körper und tränkt in den engen Haargefäßen die kleinsten Stellen fast aller seiner Teile. Während das Blut einerseits durch häufige Nahrungszufuhren mit Brennmaterial stets reichlich versehen wird, saugt es andererseits bei jedem Umlauf Sauerstoff aus der in den Lungen befindlichen Luft auf; das arterielle Blut führt also fortwährend allen Körperteilen, den Muskeln, Gehirn, den Knochen, Nerven, der Haut und den Drüsen, brennbare Stoffe zu, sowie Sauerstoff, der diese Stoffe verbrennt.

Ueberall geht eine Oxydation oder Verbrennung vor

sich, an einigen Stellen oder zu gewissen Zeiten eine sehr starke, an anderen Stellen oder zu anderen Zeiten eine schwache; sie verwandelt arterielles Blut, welches reich an Sauerstoff ist, in sauerstoffarmes, venöses Blut. Von den meisten Stellen, wo die Oxydation vor sich geht, fließt das venöse Blut heißer ab, als das zuströmende, arterielle Blut war; das gesamte warme, sich stets vermischende Blut, welches den Körper durchströmt, hält den letzteren warm. Das Blut ist warm, weil es fortwährend durch unzählige kleine Öfen strömt, und wir sind warm, weil das Blut warm ist. Aber an manchen Stellen, wie an der Haut, fließt das venöse Blut kühler ab, als das arterielle zuströmt, weil das Blut in seinem Laufe durch die Haargefäße der Haut einen großen Teil seiner Wärme an alles, was die Haut berührt, abgegeben hat; es hat ferner einen großen Teil seiner Wärme dadurch verloren, daß es die flüssige Ausdünstung in Dampf verwandelte. Aus diesem Grunde erreicht unser Körper, so lange wir gesund sind, immer nur einen bestimmten Wärmegrad, die sogenannte Blutwärme, gegen 37 Grad Celsius oder etwa 30 Grad Reaumur, und daher kommt es, daß die Kleider, welche wir tragen, und das Bett, in welchem wir schlafen, warm werden.

Überall geht eine Oxydation vor sich, eine Oxydation entweder des Blutes selbst oder der Teile, welche es tränkt und deren Verluste es ersetzen muß. Überall geht ein steter Wechsel vor sich. Nach und nach vermodert sozusagen jeder Teil des Körpers, hier schnell, dort langsam, und wird fortwährend durch das Blut erneuert, je nach seiner Natur. Obwohl dasselbe Blut durch alle Haargefäße strömt, werden verschiedene Dinge an verschiedenen Stellen aus ihm erzeugt. Im Muskel wird erzeugt Muskel; im Nerv Nerv; im Knochen Knochen; in den Drüsen Säfte.

Obwohl es dasselbe Blut ist, erlangen die verschiedenen Teile verschiedene Eigenschaften: die eine Drüse bildet Speichel, eine andere Magensaft; der Knochen erlangt Festigkeit, das Gehirn die Fähigkeit zu fühlen, der Muskel die Kraft, sich zusammenzuziehen.

Wenn der zweiköpfige Muskel sich zusammenzieht und den Arm hebt, so ist er in Thätigkeit. Die Kraft hierzu erlangt der Muskel vom Blute und das Blut wieder aus der Nahrung. Die Kraft zu aller Thätigkeit und Arbeit, deren wir fähig sind, verdanken wir der Nahrung, der Oxydation unserer Nahrung, gerade so, wie die Dampfmaschine ihre Kraft durch die Oxydation ihres Brennmaterials erhält. Bekanntlich kommt aber in der Dampfmaschine nur ein sehr kleiner Teil der Kraft, oder Energie, wie sie genannt wird, des Brennmateriales in Anwendung, um die Räder in Bewegung zu setzen. Bei weitem der größere Teil geht als Wärme verloren. So ist es auch in unserem Körper: jede Kraftäußerung des Körpers ist nur ein kleiner Teil der Kraft seiner Nahrung; der übrige Teil der letzteren erhält den Körper warm.

Während der Blutstrom alle Teile des Körpers durchströmt, jeden Punkt, den er berührt, wieder ergänzt und erfrischt, nimmt er von jedem Organ die schlechten Stoffe auf, die demselben nicht mehr nützlich sind. Wie jeder Teil oder jedes Organ verschiedene Eigenschaften besitzt und verschiedene Thätigkeiten verrichtet, so sind auch die Ausscheidungsstoffe der Teile verschieden; dennoch sind sie alle insofern gleich, als sie sämtlich das Ergebnis der Oxydation sind. Die Ausscheidungen des Muskels sind nicht genau dieselben wie die des Gehirnes oder der Leber. Möglicherweise sind die Ausscheidungen, welche das Blut von einem Organ fortträgt, einem anderen nützlich, und so dazu geschaffen, doppelte Arbeit zu verrichten, gerade so wie der Teer, den die Gasfabriken wegwerfen, das Glück des Farbenfabrikanten ausmacht. Die schlechten, verbrauchten Stoffe aller Teile werden zuletzt, nachdem sie im Körper hierhin und dorthin gewandert sind, zu sehr einfachen Stoffen reduziert. Sie sind dann ohne jegliche Vorzüge und gute Eigenschaften, ohne irgend welche Fähigkeit zu verbrennen, und zu nichts mehr tauglich, als weggeworfen zu werden; zuletzt bleibt nichts übrig als Harnstoff oder Ammoniak, Kohlensäure und Salze. In dieser Gestalt kehrt die Nahrung, nachdem sie sich längere oder kürzere Zeit im Körper aufgehalten, ihre Arbeit vollbracht, diesen oder jenen Teil erneuert hat, dem Muskel behiflich war, sich zusammenzuziehen, den Drüsen, Säfte abzusondern, nachdem sie Kraft oder Wärme hervorgebracht hat, machtlos zu der Erde oder Luft zurück, woher sie kam.

X. Wie wir fühlen und wollen.

56. Noch ein letzter Punkt muß erwähnt werden, um die Frage, auf welche Weise wir uns bewegen, vollständig zu beantworten.

Wir haben gesehen, daß wir uns bewegen, weil sich die Muskeln zusammenziehen, und daß, allgemein gesagt, der Muskel sich zusammenzieht, weil ein Etwas, welches durch unseren Willen von dem Gehirne ausgeht, sich durch eine größere oder kleinere Strecke im Rückenmark bewegt, von dort aus durch gewisse Nerven geht, bis es den Muskel erreicht. Dieses Etwas, welches man eine Nerven-Anregung nennen kann, ist es, welches den Muskel veranlaßt, sich zusammenzuziehen.

Aber was bringt uns dazu, unseren Willen wirken zu lassen? Was gibt den ersten Anstoß zur Nervenanregung?

Nicht alle Nerven enden in den Muskeln. Viele enden z. B. in der Haut, in jenen Papillen, von denen früher die Rede war. Diese Nerven können nicht dazu verwandt werden, eine Nervenanregung aus dem Gehirn in die Haut zu führen. Durch unsere Willenskraft können wir wohl den Muskel veranlassen, sich zusammenzuziehen; aber umsonst wird der Versuch sein, irgend welche Änderung in der Haut hervorzubringen.

Welchem Zwecke dienen denn aber diese Nerven? Berührt man oder sticht man sich in den Finger, so fühlt man die Berührung oder den Stich; man sagt, es ist **Empfindung** in dem Finger. Setzen wir den Fall, wir durchschnitten die Nerven, welche aus der Haut des Fingers durch den Arm hinauf in das Gehirn führen. Was würde geschehen? Würde man jetzt den Finger berühren oder hineinstechen, so würde man nichts empfinden. Wir würden sagen, daß wir alle Empfindung im Finger verloren hätten. Diese Nerven, welche im Finger enden, haben also einen anderen Zweck, als jene, welche im Muskel enden. **Die letzteren führen die Anregungen des Gehirns dem Muskel zu, und werden, da sie also das Werkzeug sind, welches Bewegungen verursacht, Bewegungsnerven genannt. Die ersteren, welche die Anregungen oder Reize der Haut nach dem Gehirn führen und Werkzeuge sind, welche Empfindungen fortpflanzen, heißen Empfindungsnerven.**

Alle Teile der Haut sind mit diesen Empfindungsnerven versehen, aber nicht in demselben Maße. Jene Stellen, wo sie im Überfluß vorhanden sind, wie an den Fingerspitzen, werden als sehr empfindlich bezeichnet; andere Stellen, wo sie spärlich vorhanden sind, wie an der

Rückseite des Rumpfes, werden als weniger empfindlich bezeichnet. Noch andere Teile außer der Haut haben Empfindungsnerven.

Es gibt nur eine Art von Bewegungsnerven; sie alle haben nur eine bestimmte Thätigkeit zu verrichten — nämlich das Zusammenziehen der Muskeln zu veranlassen. Aber es gibt verschiedene Empfindungsnerven, wovon jeder seine besondere Arbeit auszuführen hat. Die verschiedenen Thätigkeiten, welche diese verschiedenen Empfindungsnerven zu verrichten haben, werden die Sinne genannt.

Die Thätigkeit der Hautnerven am ganzen Körper heißt der Tastsinn. Durch Tasten kann man erfahren, ob ein Körper rauh oder weich, naß oder trocken, heiß oder kalt u. s. w. ist.

Man kann jedoch nicht durch Tasten Salz von Zucker unterscheiden. Bringt man aber Salz oder Zucker auf die Zunge, so wird man augenblicklich das eine vom anderen unterscheiden, weil dann Gefühlsnerven anderer Art zur Verwendung kommen; nämlich Nerven, welche uns den Geschmackssinn geben. Wir besitzen nun noch Geruchs-, Gehörs- und Gesichts-Nerven.

Die Empfindungsnerven haben manchmal da, wo sie in der Haut enden, oder vielmehr beginnen, kleine eigentümliche Organe, welche mit ihnen verbunden sind, die Tastorgane. Und auch die Geschmacks- und Geruchsnerven beginnen in eigentümlicher Art und Weise. Zu den Nerven des Gehörs und des Gesichts übergehend, finden wir, daß diese in sehr feinen edlen und verwickelten Organen, dem Ohr und dem Auge, beginnen.

Bei späterem, eingehenderem Studium der Physiologie haben wir noch vieles über diese Empfindungsorgane zu lernen; einstweilen genügt es, zu wissen, daß uns, so lange wir leben und wach sind, diese verschiedenen Empfindungsnerven befähigen, Eindrücke von der Außenwelt in uns aufzunehmen; wir fühlen, ob etwas rauh oder weich ist, wir empfinden Hitze und Kälte, gute und schlechte Gerüche, haben verschiedene Geschmacksempfindungen, alle Arten von Gehörsempfindungen, empfinden Farben und Gestalt der Gegenstände.

Durch die Haut, die Nase, die Zunge und den Gaumen, durch die Ohren, besonders aber durch die Augen werden fortwährend Eindrücke der Außenwelt durch die Empfindungsnerven dem Gehirne zugeführt; dorthin gelangen auch Eindrücke aus dem Innern unseres eigenen Körpers, welche uns mitteilen, wo sich die Glieder befinden und was die Muskeln thun. Im Gehirn verwandeln sich diese Eindrücke in Empfindung. Sie regen das Gehirn zur Thätigkeit an; und das Gehirn regiert, indem es in einer uns unbekannten Weise mit ihnen und durch sie thätig ist, als ein bewußter, verständiger Wille den Körper.

Im gleichen Verlag ist erschienen:

Geikie, A., Kurzes Lehrbuch der physikalischen Geographie. Autorisierte deutsche Ausgabe von Dr. Bruno Weigand. Mit 79 Holzschnitten und 10 Karten. 8. XII, 356 S. M. 3.—, gebd. M. 3.60.

„Wir mögen dem Buche gern zugestehen, daß es eines der anregendsten Lehrbücher ist, welches wir überhaupt kennen."

Literar. Centralblatt 1881. Nr. 48.

„Geikies Darstellungskunst ist groß; er schreibt klar, gründlich und populär zugleich. Jeder Lehrer, der sich über die genannten teilweise recht schwierigen Gebiete rasch orientieren will, behufs des eigenen Unterrichts, sei es in Geographie oder Physik, kann kaum ein ratsameres Hülfsbuch zur Hand nehmen."

Prof. Kirchhoff, in der Zeitschr. f. Gymnasial-Wesen. 1881. XI.

Geikies Elementary Lessons in physical Geography, die 1878 erschienen sind, haben den Zweck, durch einfache, methodische und fesselnde Beschreibung der Erdoberfläche in die Naturwissenschaften einzuführen und so die physikalische Geographie zu einem wertvollen Erziehungsmittel zu erheben, wozu diese Wissenschaft im höchsten Maße befähigt ist. Und jedermann, der gern mit offenem Auge in die Natur hineinschaut, wird mit Freuden das Buch lesen; für die Jugend, in welcher erst für das Leben ringsher und namentlich für seine strenge und harmonische Gesetzmäßigkeit der Sinn geweckt werden soll, ist es in seiner Klarheit, Allseitigkeit strengwissenschaftlichen Begründung und doch leichten Faßlichkeit unschätzbar, und auch der Fachmann, wie der Referent gern von sich bekennt, liest dasselbe mit wirklichem Genuß und nicht ohne mannigfache Anregung.

In Deutschland ist der Sinn für die große Gesamtnatur, ihre Bewegungen und Gesetze noch keineswegs so ausgebildet, als man wünschen muß; denn nichts befreit mehr von „Philisternetzen" als dieser Sinn. Gerade deshalb sei das Buch ganz besonders empfohlen, namentlich als eine höchst anregende, pädagogisch wertvolle Lektüre für die Jugend. Keiner Schulbibliothek sollte dieses Werk fehlen, welches auch der Lehrer mit großem Nutzen gebrauchen wird. Weigands Uebersetzung ist vortrefflich; sie liest sich wie Original, da sie durchaus selbständig behandelt und überall, worauf besonders hingewiesen sei, für Standpunkt und Interesse des deutschen Lesers, eingerichtet und erweitert ist. Die Ausstattung des Buches ist vorzüglich und macht dem Trübnerschen Verlag alle Ehre; die Karten sind zum Teil sogar besser als die des Originals, weil sie korrekter in den Konturen sind; die allzu skrupulöse Umrechnung der Fahrenheit- in Celsiusgrade, wie wir sie auf den Isothermenkarten finden, wird sich späterhin leicht bequemer einrichten lassen.

Georg Gerland

in der Deutschen Litteraturzeitung 1881, Nr. 23.

FSC
www.fsc.org
MIX
Papier | Fördert gute Waldnutzung
FSC® C083411

Zeitfracht Medien GmbH
Ferdinand-Jühlke-Straße 7
99095 Erfurt, Deutschland
produktsicherheit@kolibri360.de